運動ゼロ 空腹ゼロ でも みるみる痩せる

ガチ速〝脂[ABURA]〟ダイエット

金森重樹
Kazumori Shigeki

FU SO SHA
扶桑社

はじめに

贅肉で膨らんだ顔に眼鏡のツルがぎゅっと食い込み、ぽっこりと膨らんだお腹が邪魔で、1人で靴下を脱ぐこともできない。ほんの数年前まで、僕はいわゆる〝太ったおじさん〟そのものでした。

原因はどう考えても、食生活。170㎝もないのに体重は90㎏を超えていたので、かなりの肥満ぶりです。'16年当時、ふるさと納税に夢中になっていた僕の自宅には全国各地から名産品が届き、お米から食後のデザートまで、舌鼓を打つ毎日。それにあきたらず、夕食後にはラーメン店をはしごすることも欠かさない。そんな乱れきった食生活を送っていたので、太るのは当たり前でした。

そんな僕にも、転機が訪れます。**ふとしたきっかけで知った断糖高脂質食がそれでした**。歯科クリニックの再生運営に携わっていた僕は一本の論文と出会いました。スイスにあるベルン大学に籍を置くBaumgartner氏が発表したもので、歯ブラシやデンタルフロスがなかった旧石器時代の食事に現代人が切り換えると、口腔内環境はどうなるか？　という臨床データを取ることを目的とするものです。

ありていにいえば、

「4週間、歯を磨かない代わりに、旧石器時代食だけで暮らす。肉と魚、ナッツ類を食べ、**逆に小麦を中心とした穀物、イモ類、乳製品は摂らない**」

というもの。この実験の結果、4週間も歯を磨かなかったにもかかわらず歯茎からの出血は減少し、歯周ポケットが浅くなるなど、口腔内環境が改善されたことがわかったと論文には書かれていました。

この論文に興味を持った僕は、自分の体で実験してみることにしました。**すると90kgあった体重が、たった2か月で58kgまで激減することに**。口腔内環境の変化を体感したくて始めたのに、〝大幅な減量効果〟という思わぬ副産物に気づくことになったのです。この体験から旧石器時代食にますます興味を惹かれていった僕は、さまざまな書籍や論文を読み漁るようになりました。

調べれば調べるほど、**「ダイエットの常識」が実はとんでもない非常識であることがわかってきました**。ダイエットには「バランスのよい食事」は必要ないし、「カロリー制限」に心血を注ぐ必要などありません。一番驚いたのは、**「ダイエットによくない＝太る原因」というイメージがあった脂質が、実はダイエットを成功に導く重要なファクターであること**。脂質を上手に体に摂り入れることで、代謝のメカニズムが現代人が陥りがちな糖質ベースから脂質ベースへと切り替わり、みるみる痩せていくのです。ダイエットにつきものと思われがちな空腹感と闘う必要はないし、痩せるために運動しなきゃいけない、なんてこともありません。詳しくは本書で触れていきますが、世の中にあるダイエット情報がいかにいい加減か。それを痛感することになったのです。

知識を吸収し、実践を重ねていった僕がたどり着いたのは、**「断糖高脂質食」というメソッドでした**。糖を一切排除する覚悟で食に向き合い（それでも微量は摂取してしまいます）、脂質をたくさん摂るというアプローチです。30㎏も減量した僕は、まさにこの方法でダイエットに成功して、数年経った今もリバウンドすることなく体重を維持できています。（意図してやったわけではなかったけど）。

断糖高脂質食ダイエットの魅力に取り憑かれた僕は、ツイッターも開始。フォロワーの皆さんと知識をシェアすることも始めました。反響はすさまじく、毎日のように「痩せました」という嬉しい報告をいただけるように。減量効果だけでなく、**「肌がきれいになった」「倦怠感がなくなった」「バストアップ効果もあった」**という声も相次ぎ、断糖高脂質食ダイエットはいつしか**「#金森式」**として拡散されるようになりました。

断糖高脂質食というメソッドは海外では注目され始めている方法であり、僕がゼロから考えたわけではありません。そのやり方を自分で試し、サプリメントを活用するなど、既存の理論を組み合わせてより効率的なアプローチを模索していっただけです。なので、「#金森式」だなんて、自分の名前を冠にされることには少し抵抗があるけれど、それでもこうして皆さんから「痩せました！」という報告を受けるのはとても嬉しい。フォロワーさんは右肩上がりで伸び続け、今では12万人も集まり（'20年6月末時点）、気づけば大きなコミュニティが形成されつつあります。

その一方で、「断糖高脂質食を試してみたけど、なかなか痩せない」という人も少なからずいました。なぜだろう。凝り性の僕は、理由を知りたくなって夢中で調べました。なかなか痩せないと悩む方とコンタクトを取り、またぞろ論文を貪る毎日。海外で出版されている断糖高脂質食本の監訳まで請け負い、「痩せるメカニズム」について徹底的に調べました。そしてついに、僕は納得のいく答えを見つけたのです。

それは結論から言うならば、

- **断糖高脂質食で脂中心の食生活に切り替え、体脂肪を燃焼させる**
- **炎症はＮＧ。炎症によるインスリン抵抗性を減らす**
- **インスリン制御をする**
- **ミトコンドリアの活性化のために不足するサプリを補充する**

この要件が満たされていれば、男性でも女性でも、過去にダイエットがうまくいったことのない人も、よい結果を出すことができるということ。自信を持ってそう言えるだけの根拠とノウハウが蓄積され、それを一冊にまとめたのが本著になります。

そのためには、皆さんにまず理解していただきたい **〝根幹をなす理論〟** があります。糖質がいかに害をなすものであるか。エネルギー源を糖質から脂質にシフトすると何が起きるか。エネルギー代謝をきちんと回すために必要な栄養素は何か。こうした前提となる知識を、なるべく平易な言葉でまとめたのが第1章になります。

第1章で述べた理論をどのように日常の食生活に落とし込むか、具体的な方法論について解説したのが第2章です。 僕のように、太った男性は断糖高脂質食だけで一気に痩せたりします。一方で、女性に多いのですが、断糖高脂質食だけでは痩せなかったりする。その理由と対策について実践的に触れています。

続く第3章は、本書のハイライトと呼べる部分です。実際に普段から僕が食べているものや、フォロワーの皆さんが知恵を絞って開発したレシピをまとめてみました。「何を食べればいいいか、教えてほしい」という要望が多く、またせっかく始めても間違ったものを口にしてしまう人が多いので、参考となればと思い作成した章です。**牛脂を使ったメニューから生クリーム紅茶ゼリーまで、飽きないように工夫したレシピを厳選して掲載しています**。このパートはライターのアケミンさんはじめ、KUROさんを筆頭に熱心なフォロワーさんの協力を仰ぎながら作り上げました。

三章の終わりには、本書の担当編集者やライターさん、先述したKUROさんとの座談会コーナーも設けてみました。担当編集者は40代の男性なのですが、断糖高脂質食によってわずか4か月で17kg減。ライターさんは30代の女性で、半年で約10kgの減量。この2人は本書の制作がきっかけで取り組んだ人たちで、最初から「痩せたい！」という意欲があったわけではありません。それなのにこの結果ですから、本書に書かれているダイエット方法がいかに「ガチ」で「速く痩せられる」のか、おわかりいただけると思います。

そして最後の4章には、**断糖高脂質食に切り替えた人に起こりがちなトラブルについて、対応策をまとめました。**便秘であったり、あるいは体重が思うように落ちなかったり。これもツイッターから寄せられる疑問・質問を解明するうちにたどり着いた答えを凝縮してまとめたつもりです。

さあ、準備は整いました。ここまできたら、あとはやるだけです。早い人では1週間。遅い人でも、3か月から半年後には見違えるような成果に驚いているはずです。かくいう僕だって、その一人だったのですから。

金森重樹

contents

contents

第3章

断糖高脂質食を楽しくする魔法のレシピ

contents

第4章

お悩みを一発解決するQ&A集

contents

◆免責・注意事項◆

著者は医師でも、医療関係者でもありません。本書に記載されている知見は、著者が論文や学術書などによって得た、あるいは実体験に基づくものです。健康のために食生活や生活習慣を変える際には、医師に相談したうえで行ってください。本書に記載されている情報によって生じたいかなる損失、負傷、傷害に対し、著者および出版社は責任を負いかねます。

第1章

断糖高脂質食の基礎理論

●エネルギー源を糖質から脂質へ。この転換こそが第一歩

本書で紹介するダイエット方法の最初の一歩となるのが、食生活を断糖高脂質食にシフトチェンジすること。**糖質を極力排除して、代わりに脂質をたっぷりと摂る食事**を続けることで、それまで糖質をエネルギーにしていた体が脂質をエネルギーにするように切り替わっていく。脂肪酸がβ-酸化されることで体内にある脂肪がエネルギーとして燃えるのですが、**こうなると体に蓄えられた脂肪がどんどん燃えていくので、短期間で一気に痩せることができます。**

僕の場合はたったの2か月で30kgも落ちましたし、この本の担当編集さんも4か月で17kg落ちました。男性の中年太りの場合、食事を断糖高脂質食に切り替えるだけで

劇的に痩せる人は非常に多いです。

裏を返せば、それだけ糖質が不必要で悪いということ。これはなにもダイエットに限った話ではなくて、**糖質は歯周病や糖尿病とも密接に関係していて、健康や長寿にも悪い影響を及ぼします。**断糖高脂質食を始めるにあたって、糖質が体に与える影響を知ることはとても有効ですので、まずはそこからお話ししていきたいと思います。

典型的なメタボ体型が あっという間に改善した！

完全にメタボで、自分で靴下が履けない

〝負の連鎖〟は肥満から始まる！

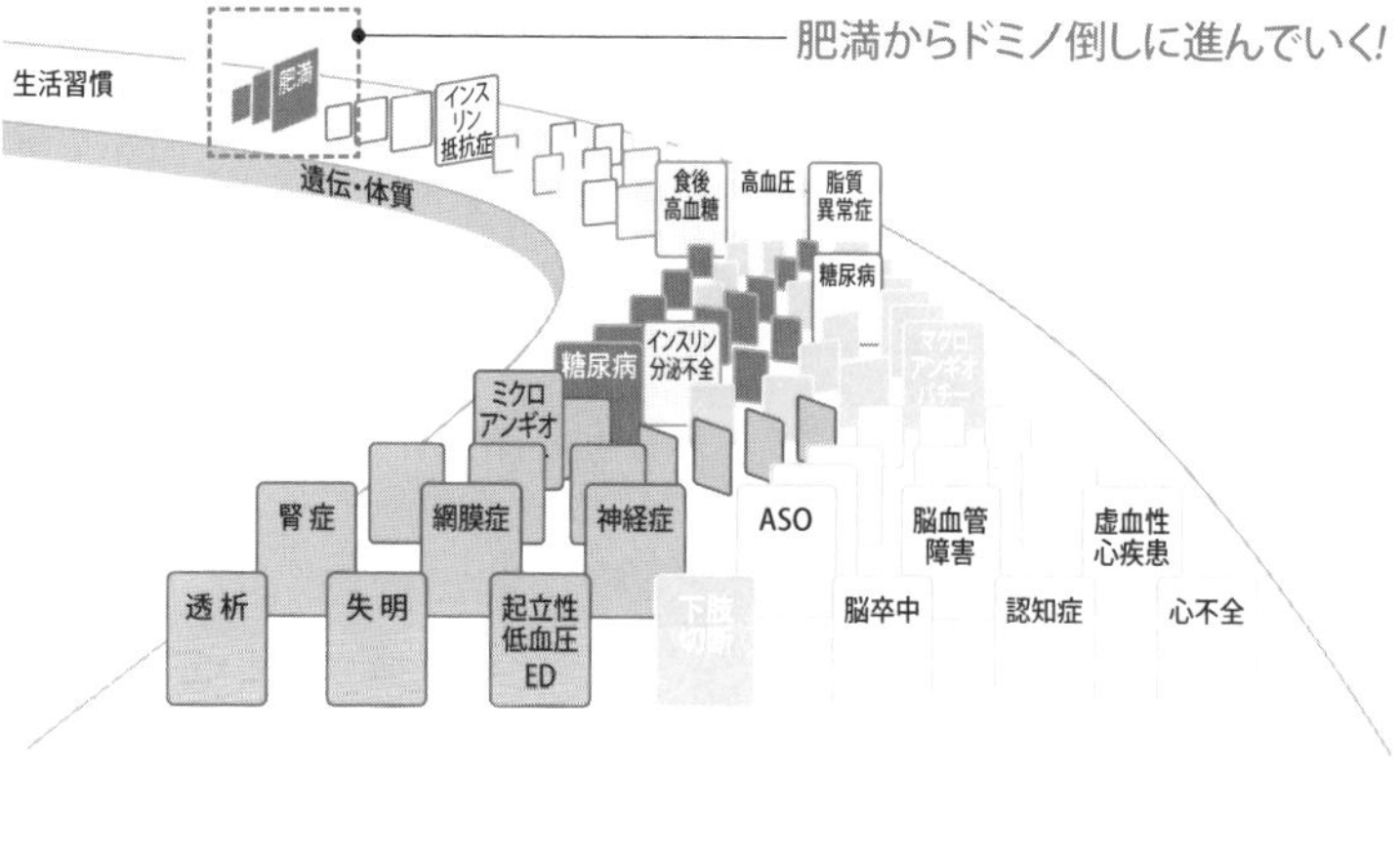

ほどの肥満体だった僕に転機が訪れたのは、'16年の年末でした。まえがきでも触れた通り、歯科クリニックの経営に携わっていた関係で、ある研究論文を読んでいました。その内容に強い関心を抱いたのです。

その研究とは「**4週間、歯を磨かない代わりに、旧石器時代食だけで暮らす。肉と魚、ナッツ類を食べ、小麦を中心とした穀物、イモ類、乳製品は摂らない**」というものです（※1）。

実験の結果は実に鮮やかでした。4週間もの間、歯を磨かなかったにもかかわらず、糖質を摂らなかっただけで歯茎からの出血は減少し、歯周ポケット、口腔内環境全体が改善されることがわかりました。

試しに僕も旧石器時代食を始めてみたところ、当初90kgだった体重がわずか2か月で58kgまで減りました。この思わぬ副産物にとても驚き、その後は様々な書籍や論文を読み漁るようになっていったのです。

プライス博士の慧眼。「人類は農業によって退化した」

中でも興味深かったのが、『食生活と身体の退化』（著：ウェストン・A・プライス）。この本は1930年代に歯科医師プライス博士が世界中を旅して、主に農耕文明以前の狩猟採集生活を送る先住民族の食事と虫歯の関係を調べたものです。その中で**「人類は農業によって退化していった」**という主張が述べられています。

これは人類学的に考えて非常に面白い考察です。人類が農業を始める前、つまり旧石器時代の人間は、米や小麦などの穀物を食べていなかった。つまり糖を摂らない肉魚中心の食生活でした。そのため、**当時の人類は虫歯や歯周病に一切かかることなく、親知らずも死ぬまで残っていたそうです。**

この傾向はイヌイットにも見て取れます。アザラシやカリブー（トナカイの一種）の肉や、アザラシの脂に漬けた鮭、落花生しか食べていない先住民族・イヌイットも歯医者いらずで知られています。彼らの摂る食事には虫歯の原因となる糖質がわずかしか含まれていないので、虫歯になりようがなかったのです。

しかし近代化に伴い、**精製された小麦粉や甘い果物や砂糖**が先進国からもたらされると、重症の虫歯だけでなく深刻な問題が〝お口まわり〟に起きるようになりました。アーチが締まって歯が乱杭状態になる、鼻腔が狭くなって口呼吸になる、そのほかにも歯周病や関節炎などの退化傾向――つまり「奇形」が見られるようになった、と自著でプライス博士は論じています。

これは「糖の恐怖」と言っても過言ではないはずです。

「命より先に歯が尽きる」いびつな日本人の食生活

事実、現代の日本では長年放置されてきた「歯」の問題が深刻化しています。「**80歳になっても20本以上自分の歯を保とう**」といういわゆる「８０２０運動」が推奨されていますが、死ぬまでに自分の歯が残っている人が少ないのが現状です。命より先に歯が尽きるのです。

そして英医学誌「ブリティッシュ・メディカル・ジャーナル（British Medical Journal, BMJ）」（※2）では、米ハーバード大学の研究者らによって'12年3月に「**白米の摂取量の増加が糖尿病のリスクを高める**」との研究結果が発表されました。つまり今の日本人の食は非常にいびつで、糖質を主食にした食事を否定しない限り、健康にはならないと僕は考えています。もちろん歯も残りません。

逆に旧石器時代の先祖と同じような食事をしたらどうでしょう。それこそが、僕が偶然体験した「狩猟採集民族のような食生活」でした。たった2か月で90kgから58kgに減量できただけでなく、肌にはハリが出て疲れにくくなり、気力もみなぎる。周りの人に驚かれるほど若返ったのです。

こうした食生活は心臓病や高血圧、糖尿病、がん、歯周病といった現代人が忌み嫌う病を遠ざけ、さらには減量も期待できるのです。

そもそも人類が糖質を摂るようになったのなんて、生物学的な進化の歴史で見れば「ほんの最近のこと」です。それまで狩猟や採集で食料を賄っていたのが、人類は一万年足らず前に農耕を取り入れることで安定的に食料にありつけるようになりました。農耕は社会構造を刷新するほどのインパクトがありました。

ところが農耕文明以降、米や麦、トウモロコシなどの穀物——つまり糖質を主食にするようになってから、人類は虫歯や歯周病の問題にも見舞われるようになりました。命より先に歯が尽きる、歯列の矯正が必要になる、という〝退化〟は、この弊害を端的に表しているように思います。

にもかかわらず現代の日本人の食生活は非常にいびつで、糖質のオンパレードと言っても過言ではありません。**こんな状況では、メタボや生活習慣病と無縁でいられるわけがない。**糖質を主体にした食事をやめない限り、現代人は途方もなく大きな健康リスクを抱えることになるのです。

さきほどの図にもあるように、肥満は放置しておくと、次々と重篤な状況を体にもたらします。透析を欠かせない生活であったり、あるいは認知症であったり。**〝負の連鎖〟は肥満から始まるのです。**その肥満の原因となる糖質を制御することは、ただ太らないだけでなく、自分への投資にもつながります。ダイエット的な観点以外でも、糖質が健康に与える影響を人はもっと知るべきだと思います。

なぜ糖を摂ると太るのか？

ここで、糖質が肥満を招くメカニズムについて簡単に触れてみたいと思います。私たちは食事をすると、血液中に含まれるブドウ糖の濃度、つまり血糖値が上がります。**するとその上がった血糖値を下げるために、すい臓からインスリンが分泌され**、その働きによって血液中の糖が各細胞に取り込まれます。

そしてこのインスリンには、**使い切れなかったブドウ糖を中性脂肪として体に蓄えたり、脂肪の分解を抑制したりする働きもあります。**人間がエネルギーを備蓄するうえで不可欠な働きではあるのですが、現代人はここで歯車が大きく狂ってしまっているように思えてなりません。
糖質主体の食事によって血糖値が上がれば、インスリンは大量に分泌されてしまいます。その結果、**余ったブドウ糖は中性脂肪に変わり、それらはやがて内臓脂肪や皮下脂肪となっていく。**肥満に悩む人たちは、この悪循環から抜け出さなくてはいけません。

とはいえ、**糖質の中毒性は非常に強く、その依存性はコカイン以上と評する実験結果も存在する。**また、ＰＦＣバランス（タンパク質、脂質、炭水化物の比率）が２：２：６とする一般的な「バランスのよい食事」を前提とすると、ただ糖質を断っただ

糖質を摂るとなぜ、肥満になるか？

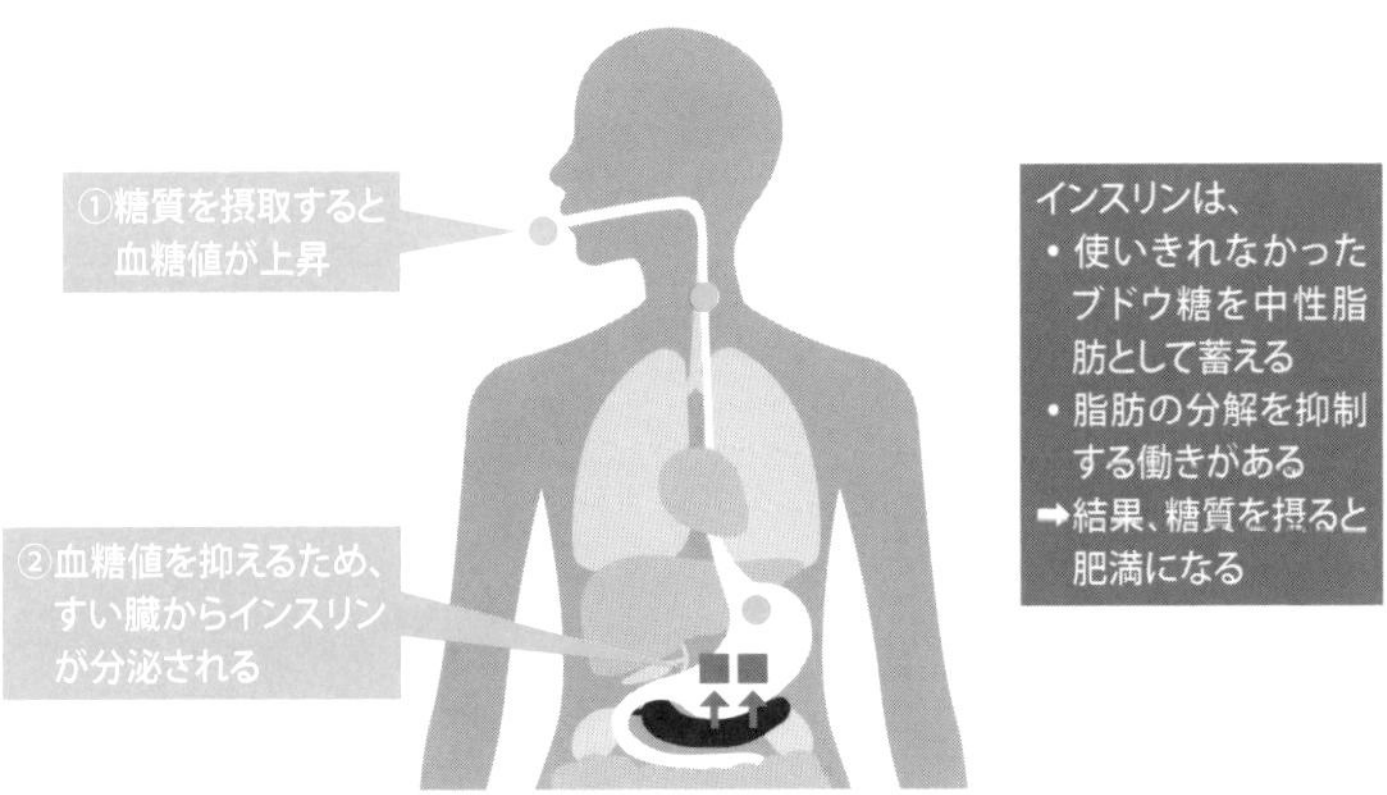
①糖質を摂取すると
血糖値が上昇
②血糖値を抑えるため、
すい臓からインスリン
が分泌される
インスリンは、
・使いきれなかったブドウ糖を中性脂肪として蓄える
・脂肪の分解を抑制する働きがある
➡結果、糖質を摂ると肥満になる

けでは1日に必要な総エネルギー量の60%を失うことになるので、エネルギー不足に陥ってしまうことも見過ごせません。

この2つの問題を解決するのが、断糖高脂質食にある「高脂質」の部分。つまり、脂です。

カロリーが高く、一般的には「ダイエットの敵」と言われる脂質。そんなものをわざわざ大量に摂るなんて「とうとうこの人は頭がおかしくなったんじゃないか」と思った方もいるかもしれませんね。けれど、脂を摂って痩せる「ハイファット（高脂質）派」を僕が推すのには、きちんとした理由があるのです。

そもそも、**ダイエットの指標として食べ物のカロリーを重視する人があまりに多いですが、これはナンセンスです。**なぜなら、カロリーはボンブ熱量計の中で燃やした食物と排泄物の差を熱量と仮定しており、実際は体温による代謝と大気中の燃焼は別。それに、各栄養素ごとに代謝・消化吸収率は異なるので、参考にすべき数字ではありません。

カロリーという意味のない数字に縛られ、ダイエットに失敗する人があまりに多いように思います。

糖質中毒から脂質依存にアップデートせよ！

先に触れたように、糖には強烈な依存性があります。その強さはラットの実験でコカイン以上と言われるほど。糖を摂ると血糖値が急激に上がり、ハッピーな気分になります。いわゆる「シュガーハイ」と言われるものですね。しかし、幸せな気分になるのは一瞬。その後、すぐに血糖値が落ち込み、猛烈な渇望感が生じてくる。この繰り返しによって糖への依存性が高まって、ますますやめられなくなるのです。

そこで糖への依存を断つために僕が考えたのは、「新たな依存先」を作ることでした。依存の対象先を糖から脂にシフトさせる。糖質中毒から脂質依存になるのです。なぜなら、旨味では糖質に勝つだけの依存性としては弱く、脂のほうが依存性としてはより強力だからです。

特に僕のダイエット法では、**動物性脂質やＭＣＴオイル、魚油等を使って脂質依存に移行させるのが肝。**中毒性の高い糖に中毒性の高い脂質をあてる。言うならば、「毒をもって毒を制す」ならぬ「脂肪をもって脂肪を制す」の考えと言えましょう。

脂質依存になると、脳は甘いものを求めなくなります。これは、高脂質食を始めたフォロワーさんたちが口を揃えて言っていることですが、完全に脂質依存になった段階で甘いものへの欲求や渇望が消滅します。それは糖から脂質へのエネルギーの切り替えによって脂質でＡＴＰ（エネルギーの源になるもの）が生まれるようになるため、糖の渇望が消えるのが理由です。

もうひとつのわかりやすい効果としては、**脂質が脳の視床下部に作用して、満腹感を感じさせるホルモン「レプチン」を分泌させるので、結果として食事の量も減っていきます。**牛脂を50ｇ食べると満腹になって、コースのメイン料理は入らない……なんてこともザラです。

なにより、脂質が優れているのはインスリンが出ないことです。ここにインスリン分泌の多寡の順序を挙げておきますので、ぜひ覚えてください。F（ファット）が脂質、P（プロテイン）がタンパク質、C（カーボン）が炭水化物なのですが、インスリンが多く出る食事の組み合わせ例は次のようになります。

『C＋P（牛丼）＞C（白米）＞C＋F（ポテトチップス）＞P（赤身の肉）＞P＋F（脂身の多い肉）＞F（牛脂）』

上位3つの組み合わせにはいずれもCが

インスリンが多く出る組み合わせは避けよう！

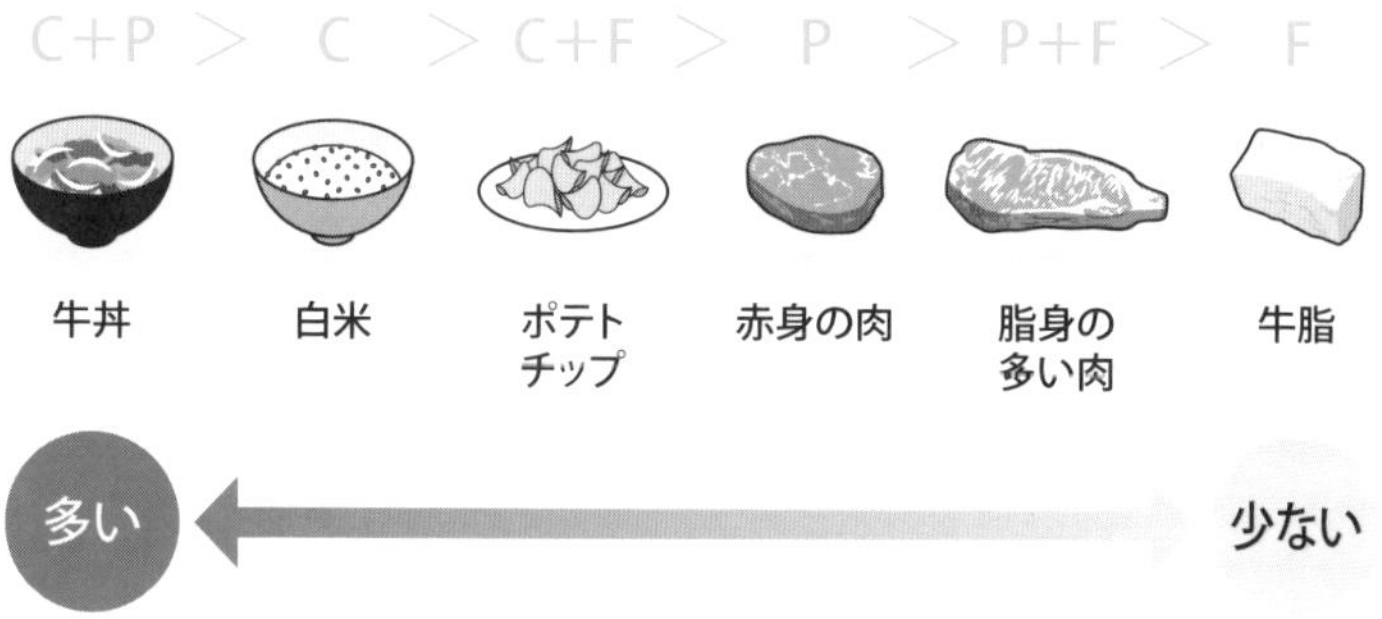
C+P > C > C+F > P > P+F > F
牛丼
白米
ポテトチップ
赤身の肉
脂身の多い肉
牛脂
多い
少ない

入っています。中間にはPが入る組み合わせが。一番下はFのみです。これが痩せるスピードにおいて、

断糖高脂質＞ＭＥＣ＞糖質制限

となる理由の一つです。ＭＥＣとは、肉・卵・チーズを中心とする食事法です。このインスリンをできるだけ出さない食事が、断糖高脂質食ダイエットの鍵になる序列です。

３章ではこの公式を踏まえて考案されたレシピをいくつか掲載していますので、ぜひ試してください。

断糖高脂質食だけでは痩せない人もいる

糖質を断ち、エネルギー源を脂質へとシフトする。これによって体に蓄えられた余

分な体脂肪が燃え、痩せるというのがここまで説明してきたメカニズムですが、そう簡単にいかないケースもままあります。なぜか？　**エネルギー代謝によって生まれる回路がビタミンやミネラル不足によってうまく回らないことが起きてしまうからです。**

たとえば、女性には過去に置き換えダイエットやカロリー制限や断食をしてきた人が多く、すでに体内のビタミンやミネラルが枯渇している。脂肪を燃やそうにも、脂質代謝に必要なB_2をはじめとするビタミンB群が足りなかったりする。それを補うため、サプリメントをうまく使い、痩せるための準備をする必要が出てきます。

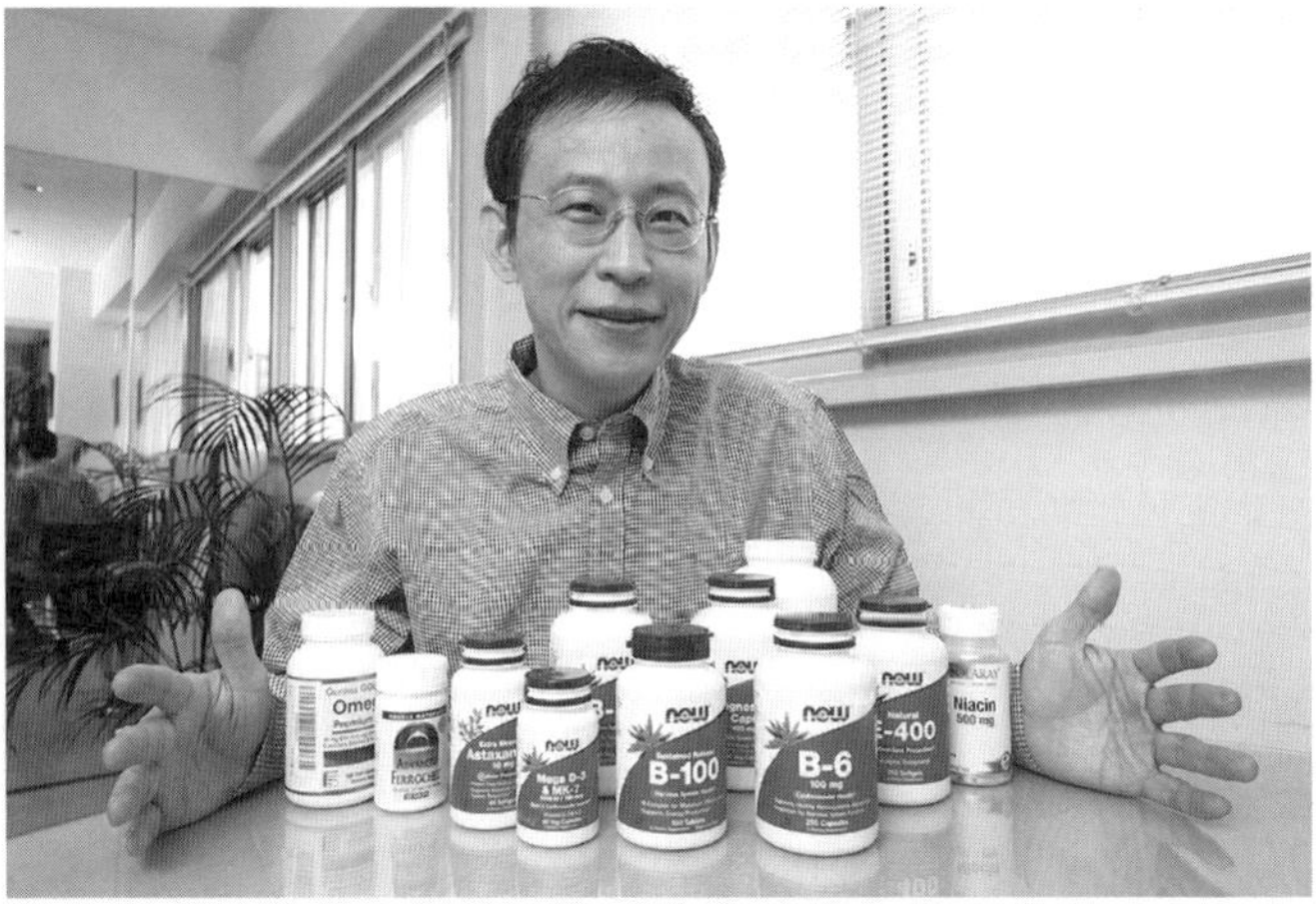

ビタミンB群を中心に、ビタミンEやナイアシン、ビタミンDK、マグネシウムを1日複数回摂取。オメガ3をサプリメントで補うのも重要なポイント

一口にサプリメントと言っても、**国産のものは有効成分の含有量が少なく、ほとんど意味がないので避けてください。**僕は「ナウフーズ」というアメリカのブランドのサプリメントを愛飲していますが、ａｍａｚｏｎでも買えてリーズナブルなのでおすすめです。

参考までに、僕が飲んでいるサプリメントの写真をこちらに載せておきます。

阻害要因を取り除くことも大事

厄介なことに、「サプリメントを飲んで、断糖高脂質食を徹底してもなかなか思うように体重が落ちない」という相談も時折寄せられました。正直、僕は断糖高脂質食だけでストンと落ちてしまったクチなので最初は理解できなかったのですが、ツイッターを通してそういう意見を目にすることはとても多かったのです。

そこで、僕は文献を漁り、原因を探求しました。根が凝り性なので、なんとかして解決したかった。その結果わかったのは、ダイエットには順番があるということ。それは、まず僕みたいに断糖高脂質食だけで痩せられる人。それでうまくいかない人は、サプリメントをフルセットで摂ってみる。**それでもダメなら、なにかしらの阻害要因がある。**阻害要因とは、サプリメントをうまく吸収できない理由があるということなんです。

「阻害要因」について調べた結果、大きく3つあることがわかりました。

①慢性炎症
②MSG
③オメガバランス

もっとも多く、かつわかりやすいのが①の慢性炎症でしょう。慢性炎症とは歯周病であったり、アトピーであったり、リウマチもそうです。身体のどこかに慢性炎症が起きている状態だと、たとえばビタミンCは抗酸化物質なので、**いくら摂取しても脂肪を燃やすために必要なビタミンCが炎症による活性酸素を抑制するために浪費されて回ってこない**。これは喫煙も同じことが言えて、タバコを吸う人は吸わない人の10倍、ビタミンCを摂っても足りなかったりする。なので、慢性炎症に心当たりがある人は、こちらの治療も同時に進めないといけません。そして慢性炎症はインスリン抵抗性を引き起こすので、肥満につながります。

②に挙げたMSGは、**グルタミン酸ナトリウムのこと**。旨味成分で、これ自体が直接炎症を起こして肥満を起こします。たとえばインスタント味噌汁や鍋の素、お茶漬けの素やアミノ酸等と表記されている加工肉はすべて該当します。

MSGが怖いのは、血糖値に関係なくダイレクトに肥満に直結すること。なぜなら、MSGを摂ると満腹中枢のある脳の視床下部に働きかけ、**食欲を抑える機能を邪魔してしまうんです**。僕はMSGが微量でも入っていたら、たとえ糖質がゼロでも絶対ダメと言ってるのですが、理由はそういうこと。

スナック類などのお菓子、冷凍食品のお惣菜などもそうですし、レトルト系のお惣菜にも入ってます。また、外食産業においても多量に使用されていますので気をつけたいところです。

オメガバランスにも気を配ろう

さきほど炎症は脂肪を燃やす阻害要因になり、インスリン抵抗性を引き起こすと言いましたが、その意味で知っておくべきことがあります。オメガバランスです。

これはオメガ3とオメガ6の比率のことなのですが、おおざっぱに言うと**オメガ3には抗炎症作用があり、逆にオメガ6には炎症を促進する作用があります**。この2つは拮抗関係にあって、ぶつかり合うので、オメガ6がオメガ3を上回った状態は避けたいところです。

ここで話は旧石器食時代に戻りますが、当時の食事のオメガ6とオメガ3のバランスは1：1でした。これが穀物を食べさせて育てた牛になると6：1だったり、現代食、とりわけ外食になると20：1になったりします。

要は、**気をつけないと現代食では炎症が進みやすい食生活に陥ってしまうということ**。それを避けるには意識的にオメガ6を避け、オメガ3を摂取しなくてはいけません。じゃあ、オメガ3はどうやって摂ればいいのか？　僕は食べ物ならサバ缶をよく食べますし、サプリメントで補ったりもしています。逆に、加工食品や植物油などは避けなくてはいけません。

オメガ3とオメガ6のような拮抗関係にあるものはほかにもあって、カルシウムとマグネシウムのバランスは非常に大切です。これも1：1に近い状態でないといけないのに、現代人はカルシウムばかり摂りがち。こうなると骨が脆くなってしまうのです（次のコラム参照）。

このように、栄養素の話は突き詰めだすとかなり奥深いのですが、エッセンスだけでも理解してもらえると、ダイエットが一気にはかどると思います。

2章では、こうした理論をどのような手順で実現していくか？　実践的なノウハウについて触れていきたいと思います。

※1　「The Impact of the Stone Age Diet on Gingival Conditions in the Absence of Oral Hygiene」Stefan Baumgartner BMJ2015

※2　Emily A Hu,An Pan,Vasanti Malik,Qi Sun,et al.White rice consumption and risk of type 2 diabetes: meta-analysis and systematic review.BMJ 2012;344:e1454

Column

「牛乳は骨が脆くなる!?」って本当?

ダイエットの常識&非常識

「牛乳には、カルシウムが多く含まれているので骨が丈夫になる」と盛んに言われています。ですが、結論から言えばこの説、実はNOです。

確かに牛乳にはカルシウムがたくさん含まれています。しかしカルシウム単体で摂ると、かえって骨が脆くなる。ここで押さえておくのは、マグネシウムとのバランスです。

本来、人間の体はカルシウムとマグネシウムが1：1になるように拮抗しています。しかし牛乳には、マグネシウムがカルシウムの10分の1くらいしか含まれていません。マグネシウム不足に陥ると、人の体は骨髄にあるマグネシウムで補おうとします。骨にあったマグネシウムが溶け出してしまい、骨は脆くなってしまうのです。

ちなみにカルシウムを効率よく吸収するには、ビタミンDが欠かせません。ですが、ビタミンDを摂ると今度はビタミンKも必要になってくる。栄養の世界はかくも奥深く、ダイエットにも密接に関わっているので気を配りましょう。

出典：Calcium intake and risk of fracture: systematic review

第2章

ダイエットをワークさせる〝3つのステップ〟

ステップ0　断捨離から始めよう

断糖高脂質食を始めるときに一番大事なのは、〝買う〟ではありません。冷蔵庫やキッチンにあるいらないものを〝全部捨てる〟ことこそ、最初にすべきこと。ステップ0としてまず、断糖高脂質生活の〝敵〟を断捨離することが必要なんです。

小麦粉・加工食品・調味料あたりはすべて捨てるべきだと思ってください。

まず、台所にある化学調味料入りの塩、コショウ、ごま油、醤油、植物油などを捨てましょう。食べ物を捨てることに罪悪感を覚えるなら、欲しい人にあげてもよいです。

小麦系の乾麺やパスタ、蕎麦、餅、米といった穀物や、レトルト食品も全部必要ありません。バターは残しますが、マーガリンはダメ。果糖が入った清涼飲料水など論外です。気持ちを新たにするなら、いっそ冷蔵庫や食品棚を全部空にして仕切り直すのもよい方法です。

新しく用意すべき調味料、食材とは？

そのうえで新しく用意するのは、以下のラインナップになります。これらはあなたのダイエットに活躍してくれるはずです。

- **魚醤（ナンプラー）**
- **「雪塩」または、「ぬちまーす」**
- **ビタミンCの粉末**
- **MCTオイル**
- **バター（できればグラスフェッドバターを）**
- **生クリーム（動物性がよい）**

・紅茶
・ルイボスティー（「H&F　BELX」のアーモンド&クリーム）
・ゼラチン

雪塩またはぬちまーすの何がよいかというと、一般の食塩と比べてカルシウムやマグネシウム、カリウムの含有量が2桁違うこと。これに変えれば、ケトフルーになることもないはず。**ケトフルーとは、断糖高脂質食などを始めた人がケトン体代謝に移行する前に起こる様々な不快な症状です。**これについては、このあとのステップ1でしっかり説明したいと思います。

●大活躍するMCTオイルは常備しよう

MCTオイルは、ココナッツオイル等から中鎖脂肪酸を抽出したもので、紅茶に入れて飲むと食欲が抑制されて腹持ちがとてもよくなります。断糖高脂質食ダイエットをするうえで、食事の間をつないでくれる大変便利なものです。好みによって選べばよいと思いますが、MCTオイル入り紅茶の場合、1杯に10〜15gのMCTオイルを足してかきまぜればOK。僕の場合、1日に70〜80gくらい摂っていますね。

断糖高脂質食ダイエットは甘いもの、デザートは一切ダメそう……と思われるかもしれませんが、ゼリーなどは作り方次第ではOKとなります。それ用に、ゼラチンも必要項目にいれています。紅茶ゼリーを作るのにはゼラチンが必要ですし、おいしくいただくには生クリームがあるといい。動物性脂肪の生クリームがOKなのは、心強いですね。このへんは3章のレシピ部分に詳しい作り方が書いてありますので、参考にしてください。

それから、慣れるまではできるだけ重量を細かく測りたいので、デジタルスケールも準備したほうがいいでしょう。道具に関しては、低温調理器もあると便利です。低温調理器があると味付けしたお肉を真空パックして温度管理しながら簡単に調理できます。撹拌機、ハンドブレンダーもあると便利です。

ステップ1　断糖高脂質食でケトジェニックになる

ここからはいよいよ、実践編です。口に入れるものをガラリと変えることで、エネルギー代謝の仕組みを変えていきます。

お米やうどん、パスタ、蕎麦といった穀物（＝炭水化物）を主食としている人は、主たるエネルギー源がブドウ糖になっています。ブドウ糖の働きによってインスリンが分泌されると、余分な糖質が体脂肪となって体内に貯め置かれることになるのは、第1章で説明した通りです。

この仕組みをガラリと変えるのが、「**ケトジェニックになること**」です。わかりやすく言うならば、「糖質を断つことでエネルギー源を糖質主体から、体に貯まっている脂肪に切り替える」ことなんです。

ブドウ糖ではなくケトン体によってエネルギーを賄うようになれば、お腹まわりや顎下の贅肉など、「余分な脂肪」をどんどん燃やしていく体質になるので、僕のように「わずか2か月で30㎏」の減量に成功したりします。フォロワーさんの中には2年で約80㎏のダイエットに成功した方もいます。

そのために必要なのは、まずは徹底した「断糖」です。**平均的な現代人は1日で200〜300gほどの糖質を摂取している**といいます。これに対して、**いわゆる「糖質制限」では1日60g以内**に収めましょうと提唱している人が多い印象です。

そんな中で僕が提唱するのは、**1日に摂取する糖質を限りなくゼロに近づける**というもの。厳しく聞こえるかもしれませんが、断糖が「余分な脂肪をどんどん燃やす」ケトジェニックな体質を手に入れるための、ファーストステップなんです。

そもそも糖質制限は糖新生（糖質を食べ

1食分に含まれる糖質量の目安はどれくらい？

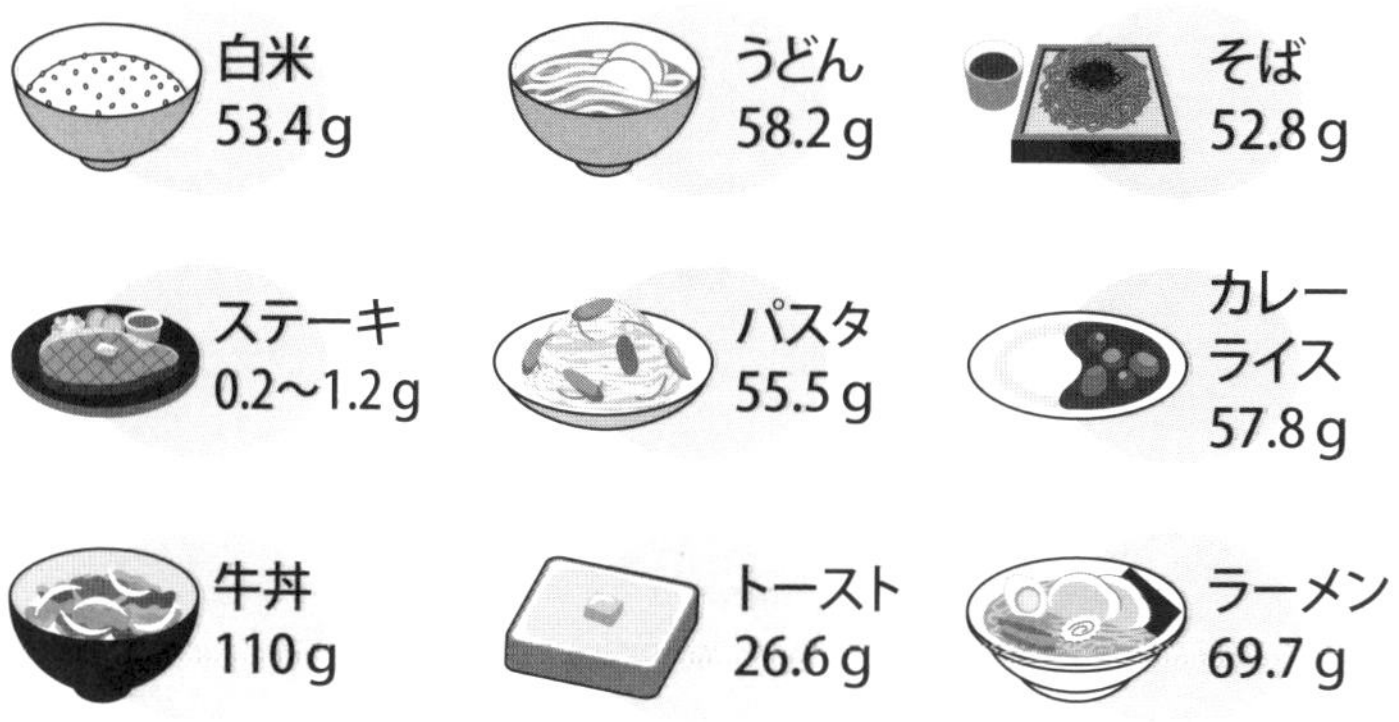

※編集部調べ

物から摂取しなくても、体内で脂質、アミノ酸を材料として糖を生成すること）によって痩せますが、筋肉量が落ちてしまうというデメリットがあります。その点、断糖高脂質食では脂肪酸のβ酸化によって痩せるので、筋肉量は落ちません。かなりマニアックな話になるので割愛しますが、糖質制限と断糖高脂質食では作用機序がまったく違うのです。後者のほうが糖新生の亢進でアミノ酸が消費され、筋肉が落ちない分だけ優れているのは言わずもがな、です。

現代人は無自覚に糖質を摂りまくっている

さきほど、主な食事に含まれる糖質量について触れましたが、日常生活には思わぬ落とし穴があまりに多い。調味料から飲料、体によいと思って食べているバランス栄養食には、これだけの糖質が含まれています。

・カロリーオフのマヨネーズは普通のものの9倍の糖質

・500㎖のペットボトルのブラックコーヒーは角砂糖1個分3・5gの糖質

・バランス栄養食は1箱で41gの糖質
・スポーツドリンクには30g／500㎖の糖質
・コショウ・唐辛子・わさびにも大量の糖質

コンビニにあるものをちょっと見渡してみただけで、糖質がこんなに……。こうなると最初のうちは、何を食べたらいいのか悪いのか、なかなか判断がつかないと思います。お米やパスタなどの穀物がNGなのは言わずもがな。ステップ0で捨てたものも当然、口にしてはいけません。

食材で言うなら、「**肉、サバ缶、卵、牛脂**」あたりを主食にします。目安は、除脂肪体重×1gまでは食べてよいです。

とにもかくにも、まずは断糖から。空腹感から余計なものに手を出すくらいなら、糖質がゼロに近いこれらの食べ物を食べまくろう、というくらいの心持ちで臨んでみましょう。早い人だと、数日で変化に気がつくはずです。

ちなみに、極端に見えるかもしれませんが、僕の場合はこんな食事が多いです。

・朝　生クリーム&MCTオイル入り紅茶
・昼　空腹感があれば牛脂スープを1杯
・夜　サバの卵炒め

●ケトフルーで躓《つまづ》かないように。しっかり対策を！

断糖高脂質食に切り替えると、ケトフルーという症状に悩まされる方も出てきます。これは糖質メインから脂質メインへのエネルギー転換の切り替えがうまくいかず、倦怠感やめまい、頭痛、不眠、下痢などが起きる現象で、それまでの生活が自堕落であればあるほど（かつてラーメン大好きだった僕のように！）症状は重くなりがちです。**ケトフルーに陥った場合、水分補給をしっかりしたうえで、ビタミンやミネラルの補給を十分にし、睡眠をしっかり取ってください。**

ステップ1で大切なのは、糖質ときちんとサヨナラすること。そのうえでタンパク質、脂質をしっかり摂ること。小腹が空いたらMCTオイル入りの紅茶や牛脂スープを活用し、食欲そのものを上手に抑制することがポイントになります。これがしっかり1週間、2週間と続けられるようになると、さっそく3kg、5kgと痩せていく人も出てきますし、そうでなくても痩せるための「環境作り」は整ったことになります。

食べ物については、突き詰めだすとキリのない世界ではあります。たとえばお肉を主食にするといっても、オメガバランスで考えて**一番いいのはラム肉で次が牛、豚、鶏という順番だったりする**。このへんは好みもありますし、食材にかけられる費用も人によって違うので、自分に合ったものを探っていただければと思います。

それでも断糖高脂質食を楽しみながらやれるのがこのメソッドのいいところだと思います。基本的には、第3章に掲載してあるものを各自、組み合わせればよいようにこの本を作りましたので、ぜひ参考にしてください。

ステップ2　ビタミン&ミネラルをサプリメントで補給

断糖高脂質食にしただけでは、思うように結果が出ないという人が少なからずいることを、ツイッターを通じて知りました。ストンと体重が激減していく人が男性に多いのに比べて、女性のフォロワーさんからはよく、

「糖質をほとんど摂ってないのに、体重が落ちない。なぜですか？」

と聞かれる機会がとても多かったのです。

〝質的栄養失調〟という現代人が陥りがちな罠

なぜだろう？　突き詰めて考えていくうちにわかったことが、断糖高脂質食に切り替えても痩せられない人は、エネルギーの代謝がうまく回っていないということでした。糖質から脂質にエネルギー源を切り替えても、それがしっかりと燃える仕組みができていなければ、体に貯まっている脂肪は燃えない。場合によっては食べた分だけ太ってしまうこともある、ということです。これを「質的栄養失調」と言います。

全部説明すると非常に難解なので、その原理をなるべく平易に説明したいと思います。

エネルギーが代謝されるメカニズムとは？

元が糖質であれ（嫌気性解糖を除く）、脂質であれ、タンパク質であれ、それが人体を動かすのに必要なエネルギーとして使われるには、ミトコンドリアの中で「アセチルCoA」という物質に変化することが求められます。次の表は、その過程を簡単に示したものです。脂質で言えば、脂質が体に吸収されると細胞内でナイアシンによって脂肪酸へと変化し、そこからさらにビタミンB_2、ナイアシン、パントテン酸と反応してアセチルCoAが生成されます。タンパク質の場合はナイアシン、ビタミンB_2、ビタミンB_{12}、葉酸によってアミノ酸に。そこからさらにビタミンB_2、ナイアシン、ビタミンB_{12}の働きによって、アセチルCoAへと変化します。

こうしてできたアセチルＣｏＡがＴＣＡ回路や電子伝達系と呼ばれる代謝のメカニズムの中でエネルギー源として消費されるＡＴＰに替わり、消費されていくのですが、**最も肝心なことはすべてのステップでビタミンやナイアシン、鉄分などのミネラルが「ひとつでも」欠けると次に進めないということ**。摂取した脂質が脂肪酸に変わっても、その先で必要なビタミンB_2などが体内になければ、アセチルＣｏＡにはなれないということです。

細かいメカニズムを覚える必要はありませんが、これだけは覚えておいてください。**エネルギーの代謝に必要なビタミン、ミネラルがひとつでも欠けたら、いくら食事に気を使って断糖しても効果は途絶えてしまうということを**。だからこそ、我々現代人はサプリメントによって必要なビタミン類、ミネラルをしっかりと補給する必要があるのです。

どのビタミンやミネラルをどれくらい摂ればいいのか？　という答えは、人によって千差万別としか答えようがありませんが、誰しもが摂るべき（サプリで補うべき）

エネルギーの産生経路とビタミン、ミネラル

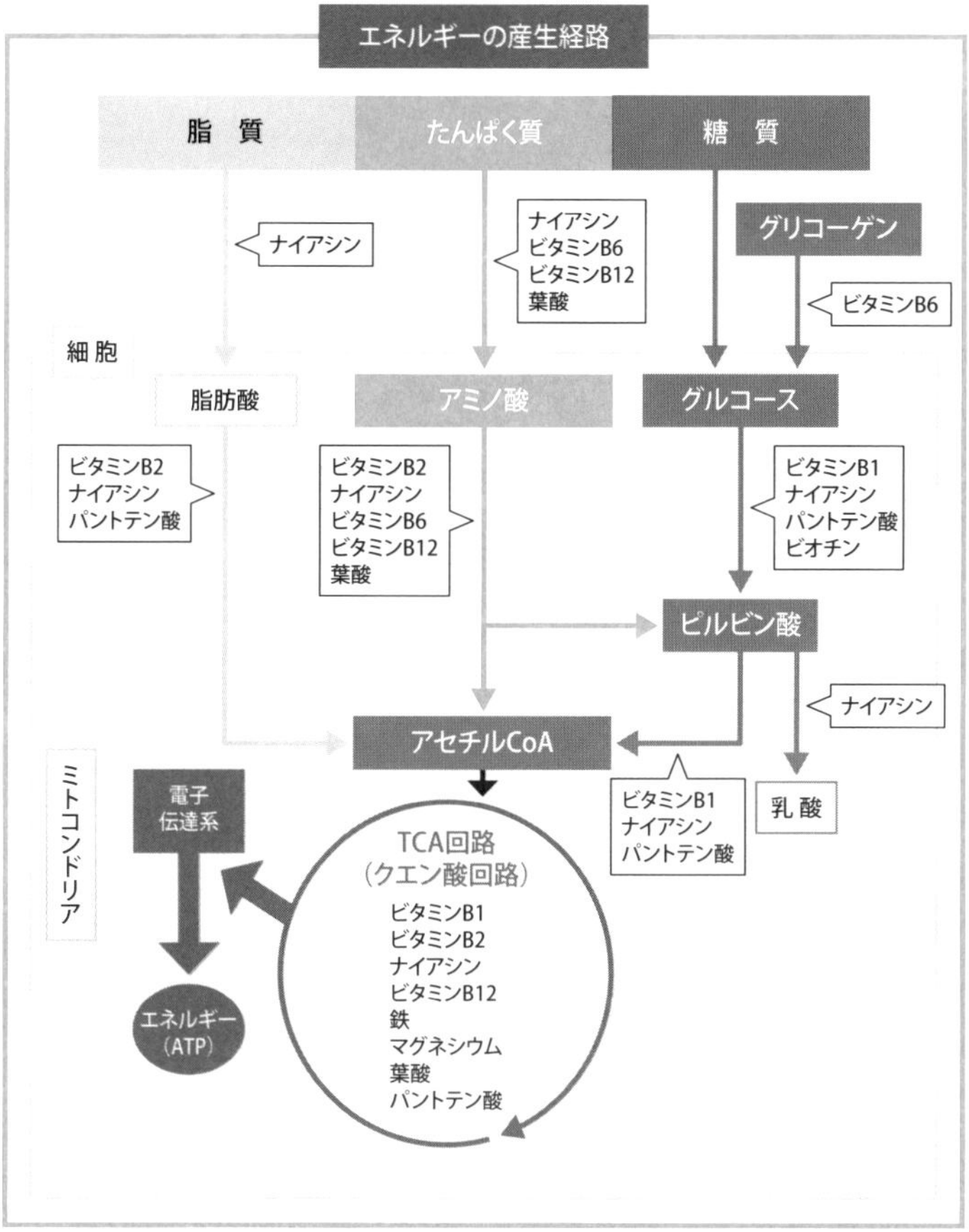

※「カラー図解栄養学の基本がわかる辞典」参照

ものはあります。

- **ビタミンB群（ビタミンB_1、B_2、B_6、B_{12}）**
- **ビタミンC**
- **ナイアシン**
- **鉄**
- **マグネシウム**

このあたりは必須と言えます。特によく聞くのが、**高脂質食に切り替えたら「気持ち悪い」と不快な症状を抱いていた人が、ビタミンB_2を摂ったら解消され、体重が落ちていったケース**。また、タンパク質を多く摂る人は代謝にB_6を多く必要とするので、サプリで補給したら元気になったというケース。これはB_6を摂ることでエネルギーが生まれ、「元気になった」と感じているのです。

また、月経によって多量の血液を必要とする女性はそもそも鉄分が不足しがち。断糖高脂質食をするならば、必ず鉄分はキレート鉄のサプリで補充してください。

キレート鉄をとる理由は、

キレート鉄＞ヘム鉄＞非ヘム鉄

で吸収率に違いがありキレート鉄が吸収率が良いからです。

喫煙する人はビタミンCが欠乏しているので、大量に摂る必要があります。僕の場合、ビタミンB群はまとめてB50というサプリで摂っていますが、それでもB_6が浪費されがちな体質であることがわかったので、B_6は別に飲むようにしています。

- **ビタミンB50**
- **マグネシウム**
- **ビタミンC**
- **ナイアシン**
- **キレート鉄**

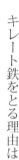

これらのサプリを飲みながら、1章で触れたオメガバランスを整えるためにオメガ3のサプリを飲用するというのが僕のルーティーンです。これを1日3回に分けて、欠かさず飲むようにしています。

サプリメントは「一定量」を超えないと効果をまったく発揮しない

サプリを飲むうえでもうひとつ、覚えておいてほしい概念があります。**「ドーズレスポンス」（栄養の投与量と反応の関係）といって、サプリが効果を発揮するには一定量を飲まなくては意味がない**ということです。

次ページの表を見てください。仮にサプリが効果を発揮する量が100だとしたら、99飲んでも効果を得ることはできません。**100という「閾値《いきち》」を超えることで初めて、意味が出てくるのです。**

よって、サプリはメーカー選びが重要になってきます。**国産のものは含有量がお話にならないくらい少なく、「適量」とされている量を飲んでも閾値を超えることはほとんどありません**。場合によっては100倍飲んでも、意味がないほど薄かったりします。

特にマルチサプリの価値はゼロです。日本のサプリで補っているつもりになっているけど、これで失敗する人は多いんです。国産はまったく効果はないし、むしろデンプンで固めていたりするので、逆によくない。だから僕はナウフーズで揃えてるんです。

ドーズレスポンスカーブとは?

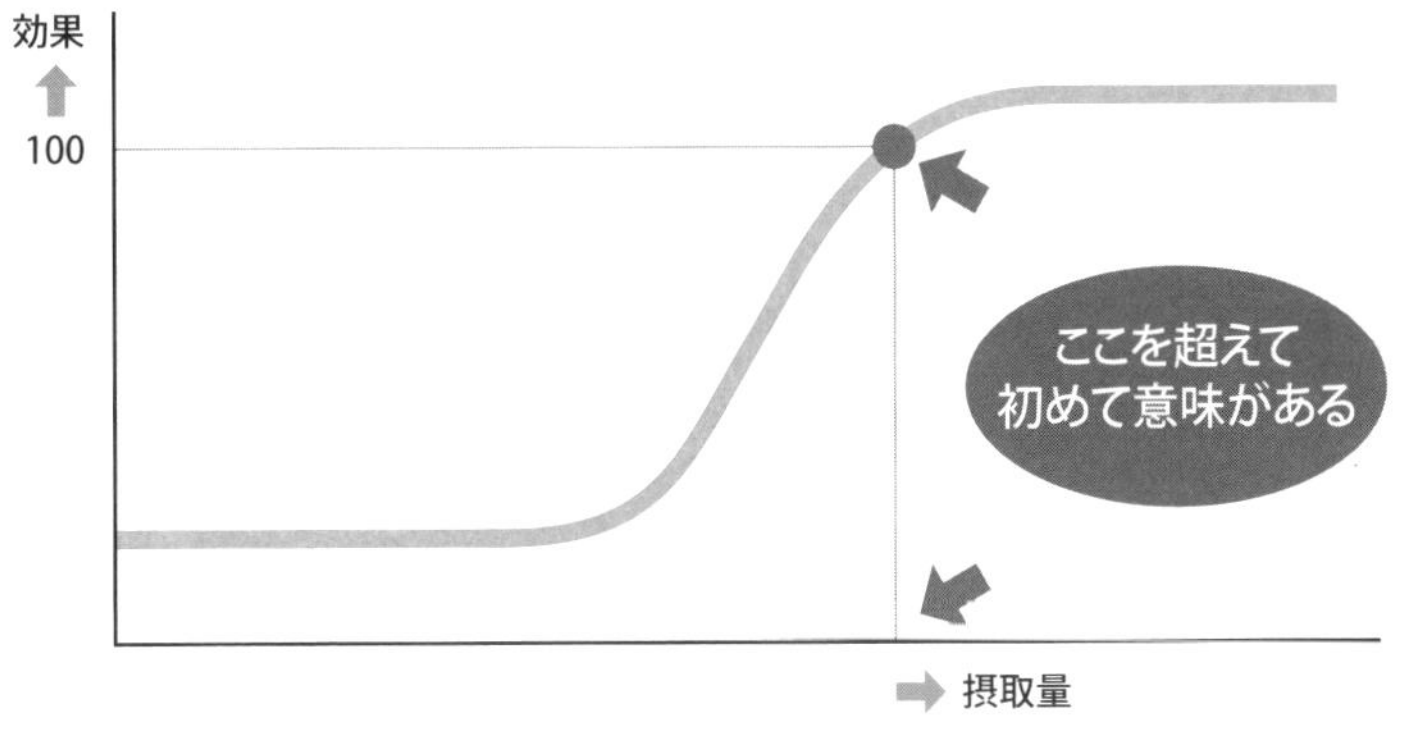

ａｍａｚｏｎなどでも簡単に手に入りますので、サプリを揃える際は必ず海外製のよいものを選んでくださいね。

ステップ3　1・5食のすすめ

キッチンから糖にまつわるものを排除し、しっかりと断糖高脂質食を食べ、不足しがちなミネラルやビタミンはサプリで補給する。この生活習慣を取り入れることで、大部分の人が痩せられると思います。ですが、**最後の〝ダメ押し〟となるのがこのステップ3で紹介する「1・5食」というスタイル**。この工程を取り入れることでダイエットが一気に加速すると言っても過言ではありません。

1・5食とは、「しっかりタンパク質を摂るのは1日1回。タンパク質を摂ったら、次のタンパク質まで24時間は間を空ける。それ以外の時間は脂を切らさないよう脂と飲料でつないで過ごす」スタイルのこと。さきほど僕はよくある食事パターンについて、

・朝　生クリーム&MCTオイル入り紅茶
・昼　空腹感があれば牛脂スープを1杯
・夜　サバの卵炒め

を具体例として挙げましたが、ここでいう副食が牛脂スープで、主食が夜に食べたサバの卵炒め。断糖高脂質食の生活をしたことがない人からは、「こんなんじゃ足りないよ！」なんて声が聞こえてきそうですが、空腹感はまったくないんです。

順を追って説明しましょう。まず朝ですが、起きたら必ず飲むのが、MCTオイルを入れた紅茶です。**血中ケトン体濃度が上がり、これを1杯飲むだけで食欲はおさまります**。目が冴え、今日も一日頑張ろうか、というモードに切り替えてくれます。

MCT入りバターコーヒーも食欲をなくし、シャキッと目を覚まさせる効果があるのでコーヒー好きな人にはいいかもしれませんが、おすすめなのはより糖質の少ない

ＭＣＴオイル入り紅茶です。紅茶はコーヒーの7分の1しか糖質がないため、「断糖」を目指すならこちらがいいのは自明です。

通常、お昼までお腹が空くことなく過ごせますし、なんなら夜まで何も食べなくても平気です。ここで強調しておきたいのは、断糖高脂質食ダイエットは空腹感と向き合う要素は一切ないということ。**小腹が空いたな、と思ったときに口にするのが、牛脂スープまたは生クリーム入り紅茶。**たっぷりと脂質を補給することで、空腹は感じなくなります。こちらは3章にレシピを載せてあるので、ぜひ試してみてください。

そして夜になると食べるのが主食で、最近好んで口にしているのが、サバの卵炒め。2缶たっぷり使っても４００円もしませんし、サバ缶はオメガバランスにも優れているので、大変よいです。

本当にこのボリュームでお腹が空かないの？　と思う方は、ぜひ試してほしいです。実感していただけるはずです。

1・5食にする理由とは？

僕が1・5食の食生活の重要性に気づいたのは、当時の秘書のダイエットが停滞していることがきっかけでした。僕自身は旧石器時代（＝断糖高脂質食）の食生活に戻しただけで90kgから58kgまで一気に落ちましたが、アラサー女子の秘書は断糖高脂質食に切り替えてもなかなか体重が落ちなかったのです。

その後、ビタミン・ミネラルを見直して、サプリメントを服用するようになると体重はゆるやかに減っていきましたが、それも2kgくらい。そこで食事の摂り方を考え直してみました。すると**タンパク質の摂取はちょこちょこ食事を3回に分けて摂るよりも、1回にまとめてドカ食いしたほうがインスリンがだらだら出続けない。つまり、「食事と食事の間」が空けば空くほど、脂肪は消費されていく＝痩せていくことがわかったのです**。これは、アメリカで'07年に発表された論文にも書いてあります（※1）

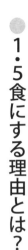

実際、秘書も1・5食に切り替えてからというもの、6kgほどストンと落ちていきました。

ちなみに、毎回0・5食に牛脂スープを飲むのは辛いので、そんなときはスーパーで「午後の紅茶おいしい無糖」とゼラチンを購入し、紅茶ゼリーを作るのがいい。こちらもレシピを3章に掲載しています。

食べるときは、生クリームを液体のままかけて。僕はタカナシの生クリームを愛用しています。ゼリーを作るのが面倒ならば、午後の紅茶に直接生クリームを入れて飲むのもOK。**この「生クリーム入りアイスティー」なら、一日のいつ飲んでもダイエットにいい影響を与えてくれます。**味もいいし、食欲も抑えてくれる強い味方です。

もしあなたが断糖高脂質食でなかなか痩せられないとお悩みになったら、ぜひステップ1~3の工程のどこで躓いているか、見直してみてください。

※1 The American Journal of Clinical Nutrition, Volume 85, Issue 4, April 2007, Pages 981–988,「A controlled trial of reduced meal frequency without caloric restriction in healthy, normal-weight, middle-aged adults」Kim S Stote

Column

食物繊維を摂ると便秘になる!

ダイエットの常識&非常識

「食物繊維をしっかり摂ってお通じスッキリ！」なんてＣＭもありますが、実は間違い。食物繊維を摂るとかえって便秘になります。

そもそも食性が肉食であるヒトの腸は、草を食べるようにはできていません。牛や馬などの草食動物の腸は、非常に長く、馬は身体の10倍、牛は20倍と言われています。なぜ草食動物は腸が長いのかというと、草の中の栄養分は肉に比べて少ないので，腸内細菌叢に作らせた栄養素を吸収するため。

それに比べて、ヒトを含めた肉食動物の腸は短いのが特徴です。ライオンや狼は身体の４倍、ヒトは4.5倍ほどの長さしかなく、腸内で食べ物を発酵させて生きていく仕様にはできていません。食物繊維を減らすことで便秘の症状が改善することを述べた論文もあるので、興味のある方は読んでみてください。

https://www.ncbi.nlm.nih.gov/pmc/articles/PMC3435786/

第3章

断糖高脂質食が楽しくなる魔法のレシピ

牛脂

あふれ出る肉汁がたまらない！

牛脂たっぷり肉巻きハンバーグ

糖質
0.2g

カロリー
1037kcal

牛脂を細かく切って入れて焼き上げたハンバーグ。特有のクセも少なく、初心者でも食べやすい一品です。1.5食の「1食」をガツンと食べたい人には、もってこいのメニューと言えそうです。牛脂を摂ると脳の視床下部に作用して、満腹感を感じさせるホルモン「レプチン」を分泌させるので、結果として食事の量も減っていきます。

お味はジューシーで濃厚。肉は牛100％でも合いびき肉でも構いません。今回は豚バラ肉を巻いたボリュームアップバージョンですが、これはなくてもOKです。多めにつくって、冷凍しておくのもいいですね。

●材　料（1人前・ハンバーグ2個分）

・合いびき肉…250g　・牛脂…70g　・豚バラ肉…200g
・卵…1個　・塩…小さじ½（肉の重量の1％）

●作り方

1 牛脂をミンチ状に細かく切ったら、ボウルで合いびき肉、卵、塩と混ぜ合わせる。

2 ハンバーグの形を整えたら、ぐるぐると豚バラ肉を巻く。

3 フライパンに薄く油をひいて（分量外）、中火にかける。熱くなったら（2）を豚バラ肉の巻き終わりを下にして並べ入れて2～3分焼く。焼き色がついたら裏返して、蓋をして7～9分ほど弱火で蒸し焼きにする。

Kanamori MEMO

竹串を通して、透きとおった肉汁が出れば火が通った目安。コショウは糖質が多いので使わないのもポイントです。

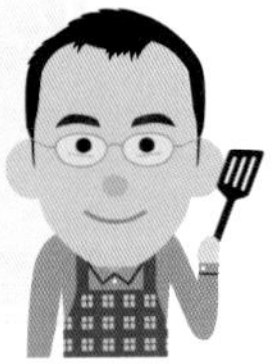

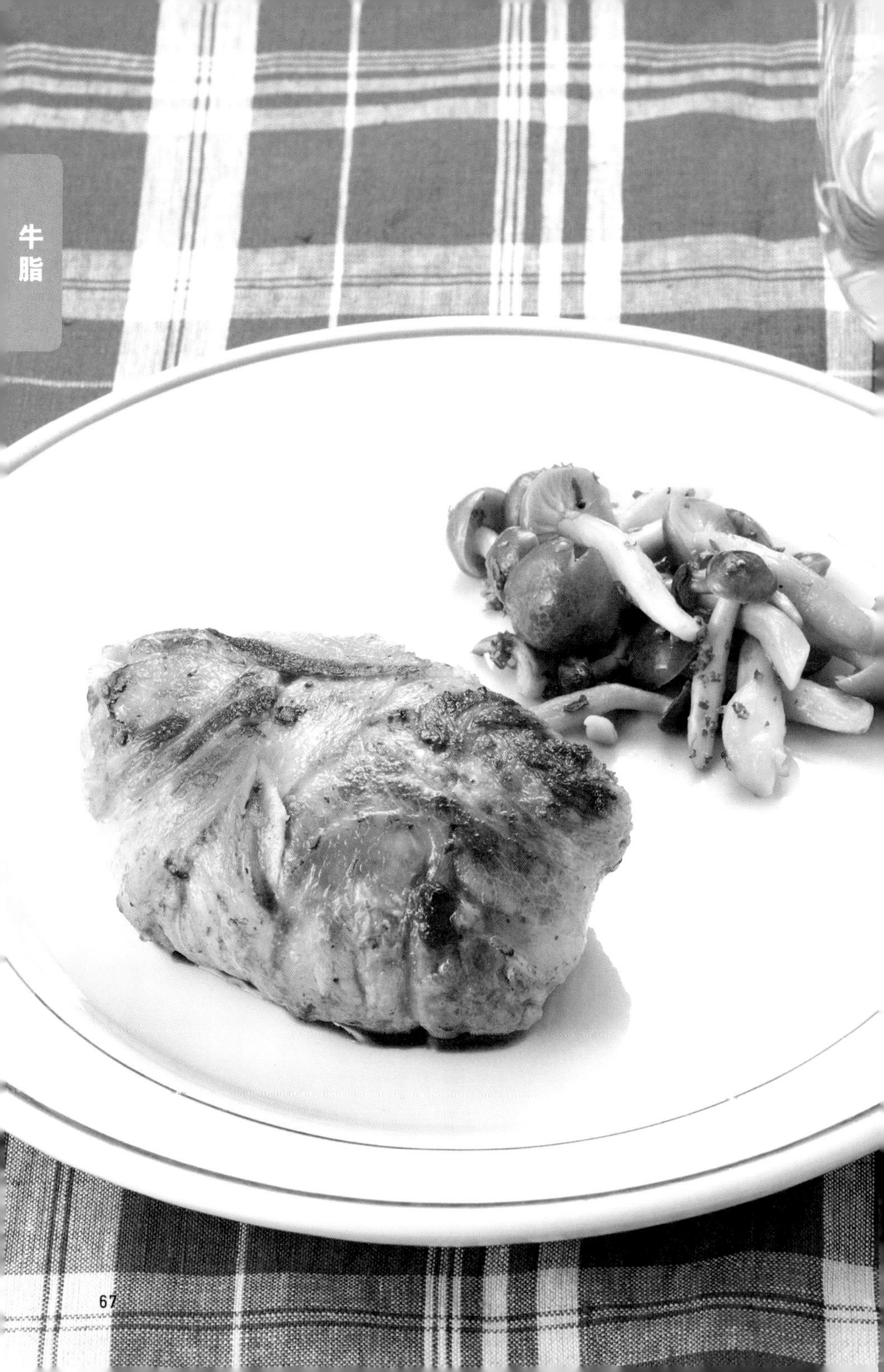

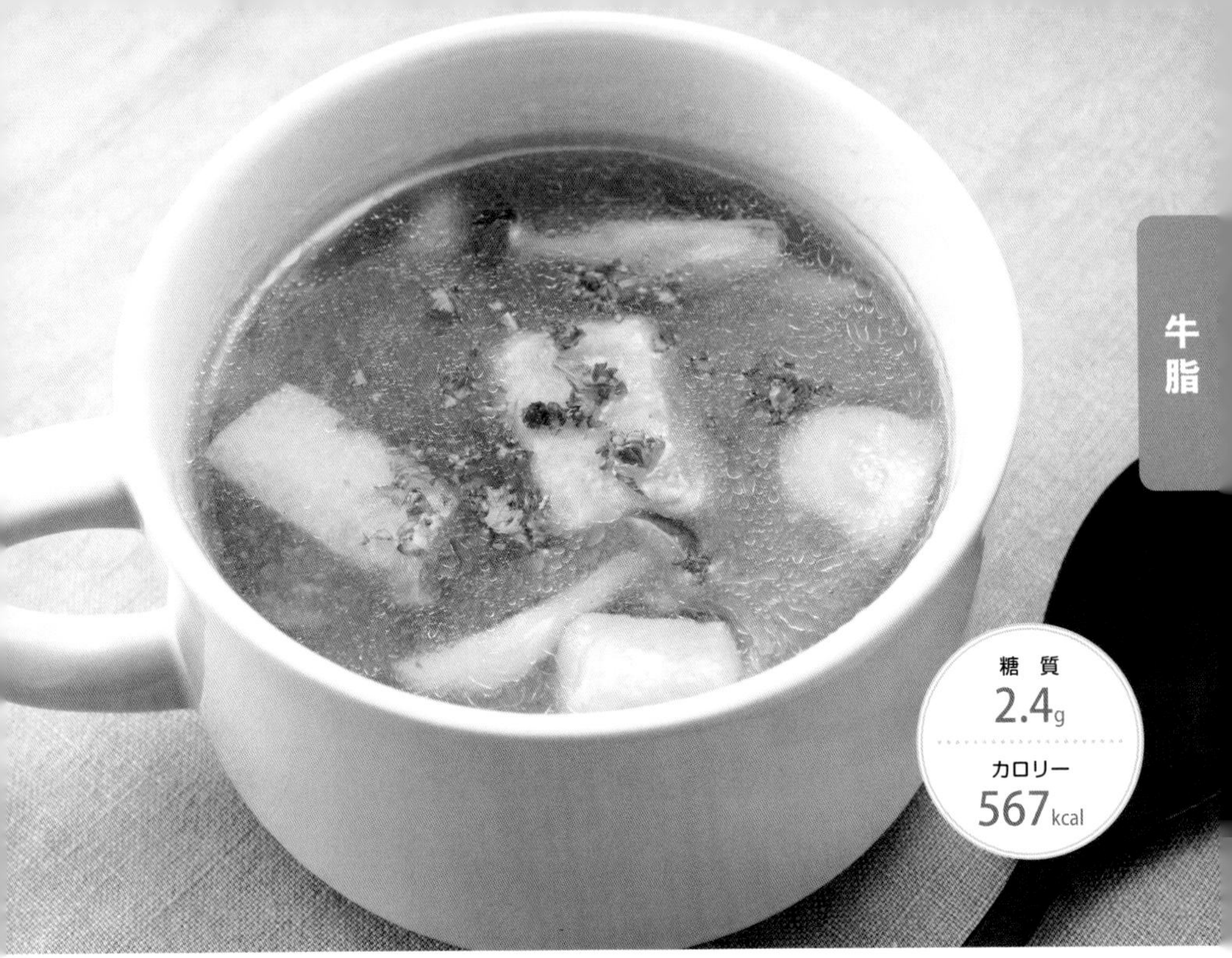

糖質 2.4g

カロリー 567kcal

濃厚なうまみがクセになる!
こっくり牛脂スープ

牛脂はスープに入れると食べやすく、僕も愛飲している一品。シンプルな味だけどコクがあり、見た目以上にお腹がいっぱいになります。最後に溶き卵を入れてみるのもオススメ。味付けの塩は、沖縄の海塩「ぬちまーす」や雪塩を使うのも良いですね。

Kanamori MEMO

脂質がたっぷり摂れるので、小腹が空いたときのつなぎに最適。スープジャーに入れてお弁当用にも活用できます。

●材　料（2人分）

- 牛脂…100g
- 牛ひき肉…80g
- しめじ…100g
- 水…500mℓ
- 塩… 適量

●作り方

1 牛脂を一口大のサイコロ状に切って炒め、脂が出たらひき肉を炒める。

2 しめじと水を入れて、塩で味付けをして30分ほど煮込む。

アボカドとの相性が抜群！
牛脂のキノコ炒め

「森のバター」と言われるアボカドは、栄養価が高く、100gあたりの糖質は0.9g、脂質19.7gと断糖高脂質な食材です。キノコ類でも断糖高脂質では、えのき、乾燥きくらげ、干ししいたけ、エリンギ、まつたけは糖質量の観点からNGなのでご注意を。

●材　料（2人分）

・牛脂…150g
・舞茸…100g
・マッシュルーム…100g
・しいたけ…100g
・アボカド½個
・塩…適量

●作り方

1　牛脂を一口大のサイコロ状に切って、形が残る程度に焼く。
2　牛脂の脂が出たらキノコ類、アボカドを投入し、塩で味付けをして炒める。

Kanamori MEMO

サラダのイメージが強いアボカドですが、火を通すとよりクリーミーで濃厚な口当たりになります。お試しあれ。

糖質
0.8g

カロリー
793kcal

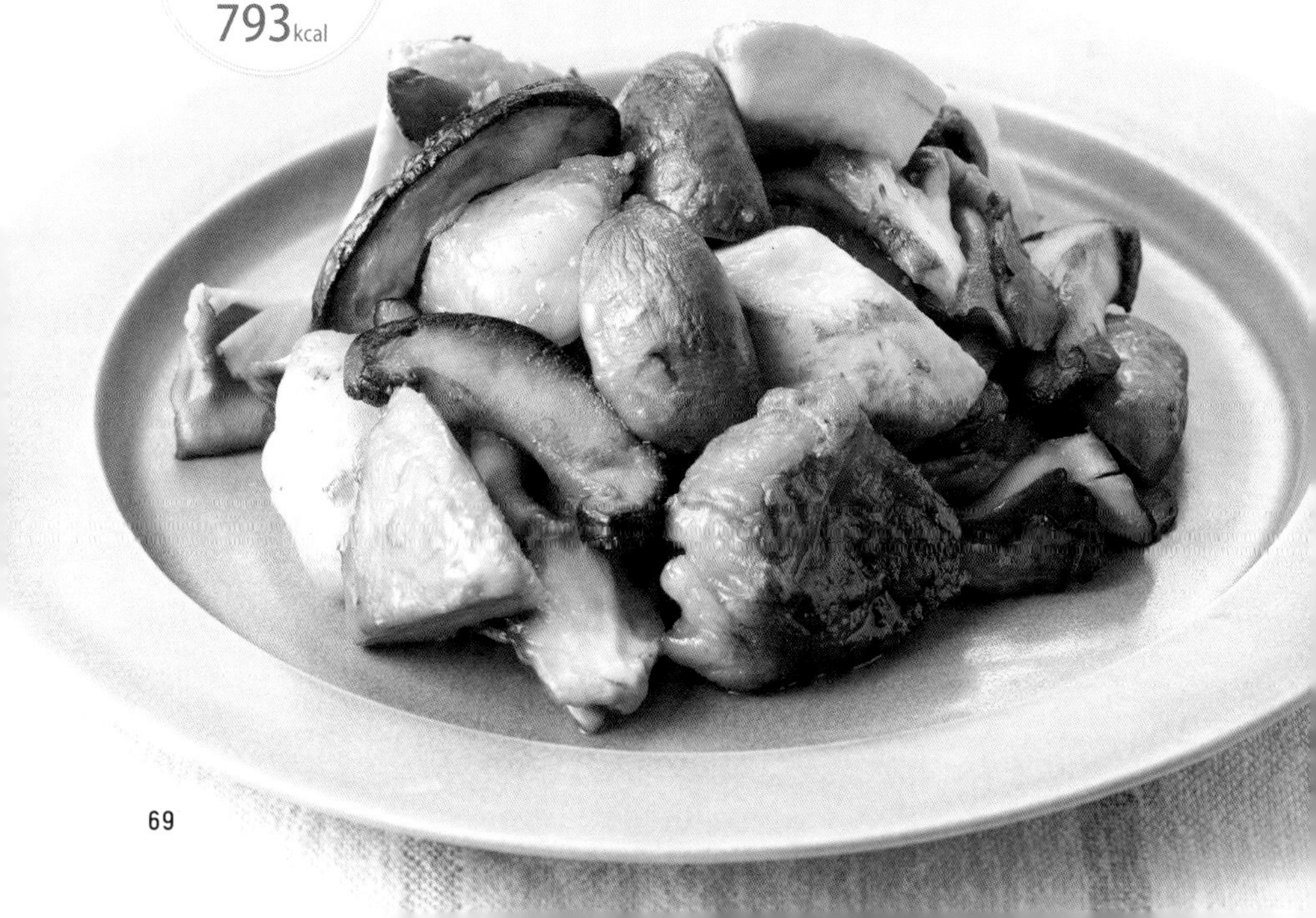

さわやかな香りが食欲をそそる！

大葉と豚バラの肉ロール

大葉を豚バラでくるくると巻くだけ。カリッとジューシーに焼き上げた豚バラと大葉の香りが絶妙なバランスです。見た目もキレイなので、お弁当にもピッタリな一品。

豚バラは脂質が多く、100gあたり34.6g、ビタミンB_1とナイアシンの含有量も高い食材です。牛肉と比べてお求めやすい価格で売っているのも魅力です。また、僕は葉物野菜も糖質量をくまなくチェックしますが、大葉は1束10枚あたりの糖質量がわずか0.02gの優良食材。これは嬉しいですね。食べる際には、ビタミンCパウダーを振りかけて、アレンジしてもよいと思います。

材　料（2人分）

・豚バラ肉（薄切り）…200g
・大葉…8枚ほど
・塩…適量

作り方

1. 軽く塩を振った豚バラ薄切り肉を並べて、大葉を乗せる。
2. 端からくるくると、ラップを使ってきつめに巻いていく。
3. （2）を食べやすい大きさに切って、油（分量外）を熱したフライパンに並べ、弱～中火で中まで火が通るまで焼く。

糖質 0.1g

カロリー 416kcal

Kanamori MEMO

中にチーズを入れて巻いても絶品。また赤身の多い豚ももで作ると違った味わいに。

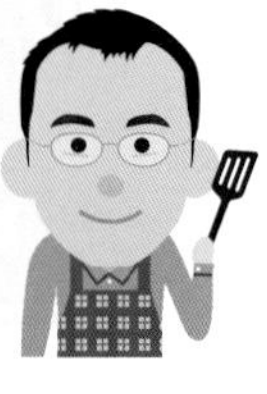

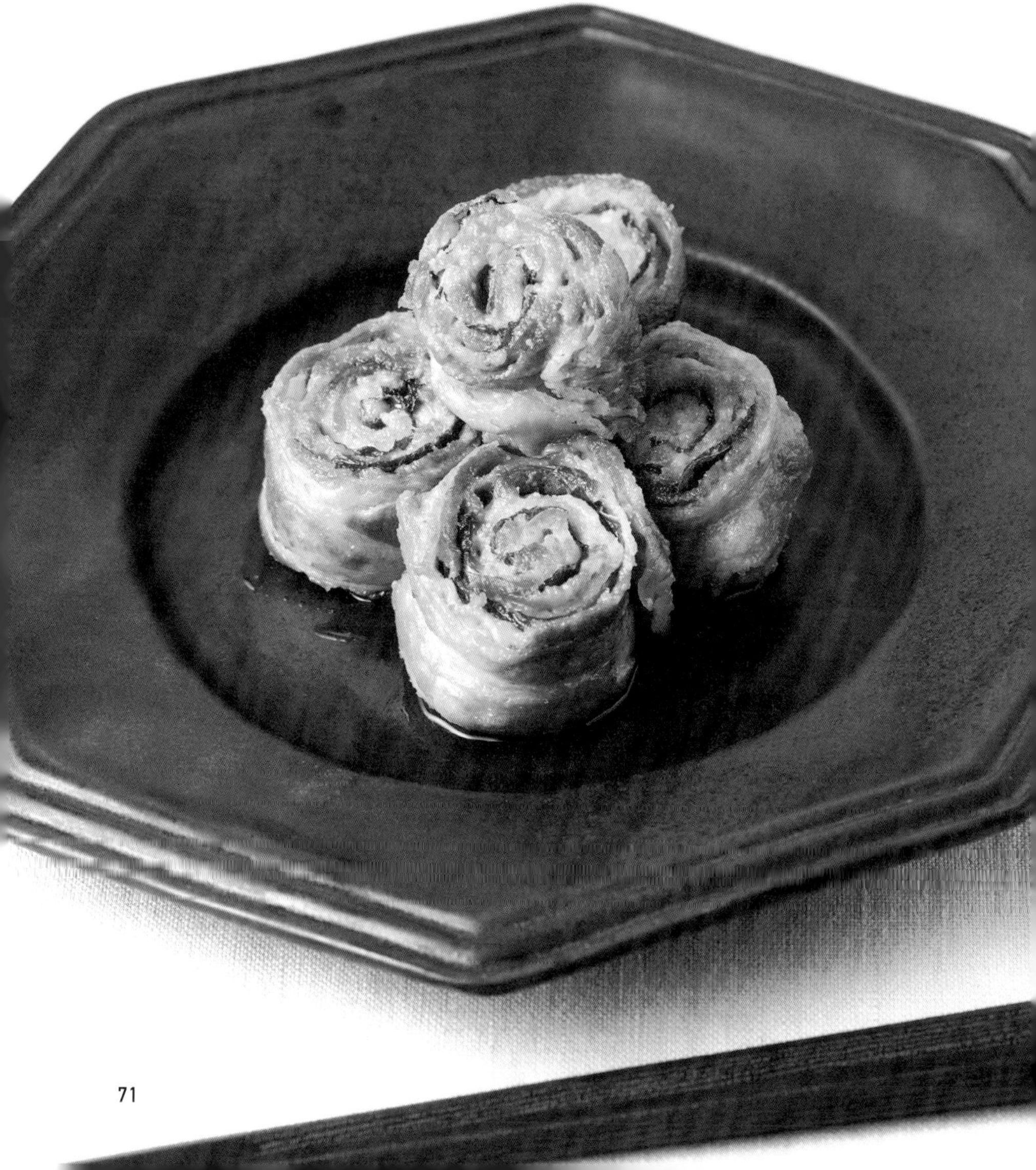

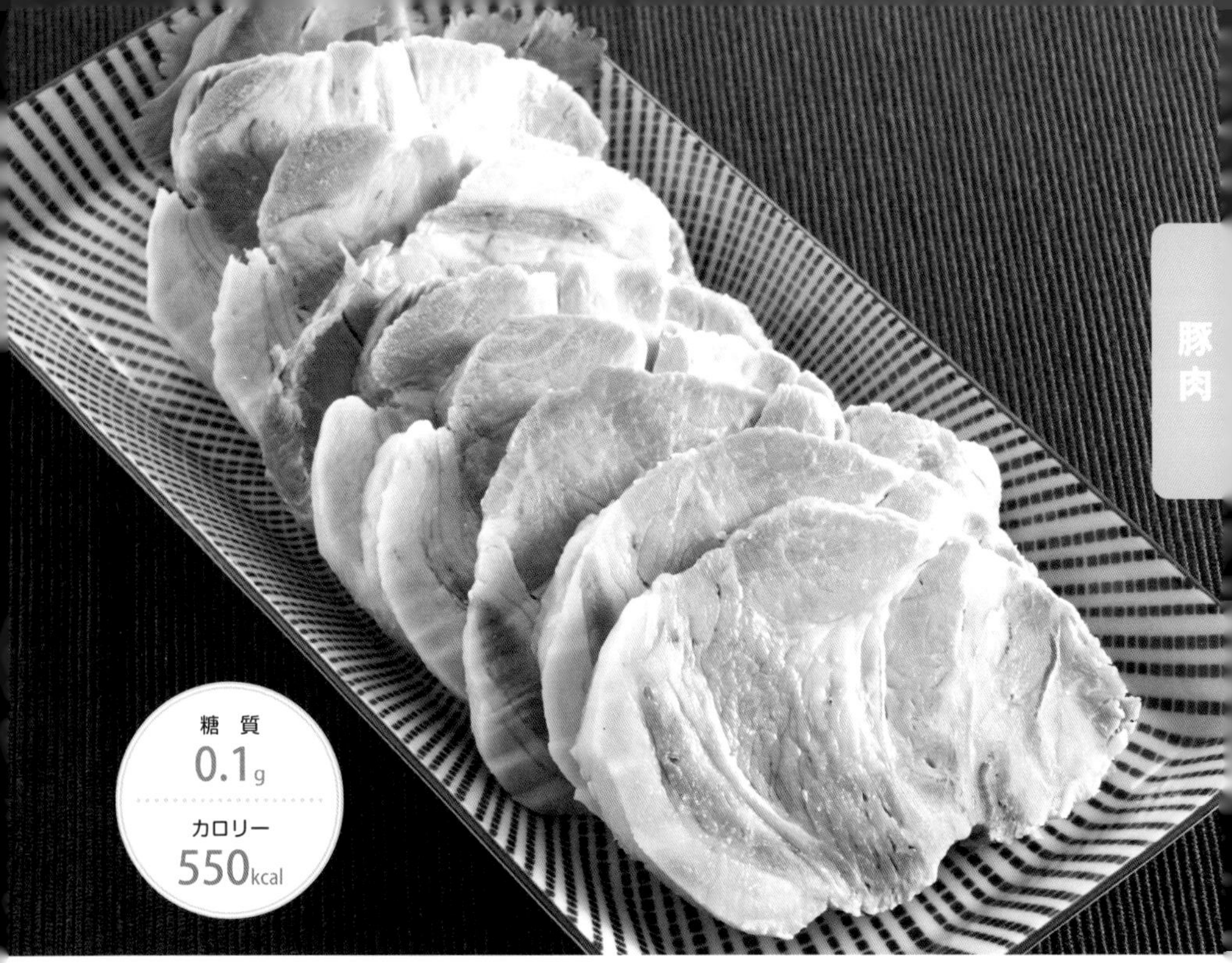

糖質
0.1g
カロリー
550kcal

ゆで汁までおいしい塩豚

熟成された豚肉のうまみが際立つ!

数日間、冷蔵庫で熟成させることで豚のうまみが凝縮されます。ゆでた状態でもおいしいですし、軽く炙ってもよし。ゆで汁は、捨ててしまったらもったいない! しめじや卵を入れるとコクのある高脂質なスープになりますよ。

●材　料（2〜3人分）

・豚肩ロースや豚バラブロック…450〜500g
・塩…大さじ1（豚肉の3%が目安）

●作り方

1 豚肉に塩をまぶして、ラップをして冷蔵庫で1〜4日ほど置く。

2 水1ℓを入れた大きくて深めの鍋にラップを外した（1）の豚肉を入れ、強火にかける。沸騰したらアクを取る。その後、落とし蓋をしてごく弱火で30〜40分ほどゆでる。

Kanamori MEMO

容器に汁ごと入れて冷ましてタッパーに入れれば、2〜3日間は冷蔵で保存可。作り置きができるのでヘビロテしましょう。

豚肉

豚しゃぶのぬちまーすがけ

豚本来の味わいをそのままいただく

季節を問わず楽しめる豚しゃぶ。ゆでた肉は水に入れて冷やしてしまうと、水っぽい仕上がりになるので注意。ポン酢など糖質の多いつけダレは厳禁、パクチーや大葉など糖質が少ない野菜と一緒に、ぬちまーすやビタミンCでシンプルにいただきます。

材料（2人分）

- 豚肉しゃぶしゃぶ用
  …300〜400g
- 水…1ℓ
- 塩…小さじ1

作り方

1. 鍋に塩を加えた水を入れてお湯を沸かし、水面がポコポコしない程度の弱火にする。1枚ずつ湯の中で泳がせる。
2. 豚肉の色が変わった瞬間にざるに上げて、1枚ずつ広げて冷ます。

Kanamori MEMO

ゆでた肉はざるに上げ、しっかりと水分を切ってそのまま冷やします。うちわなどで粗熱を取ってもOKです。

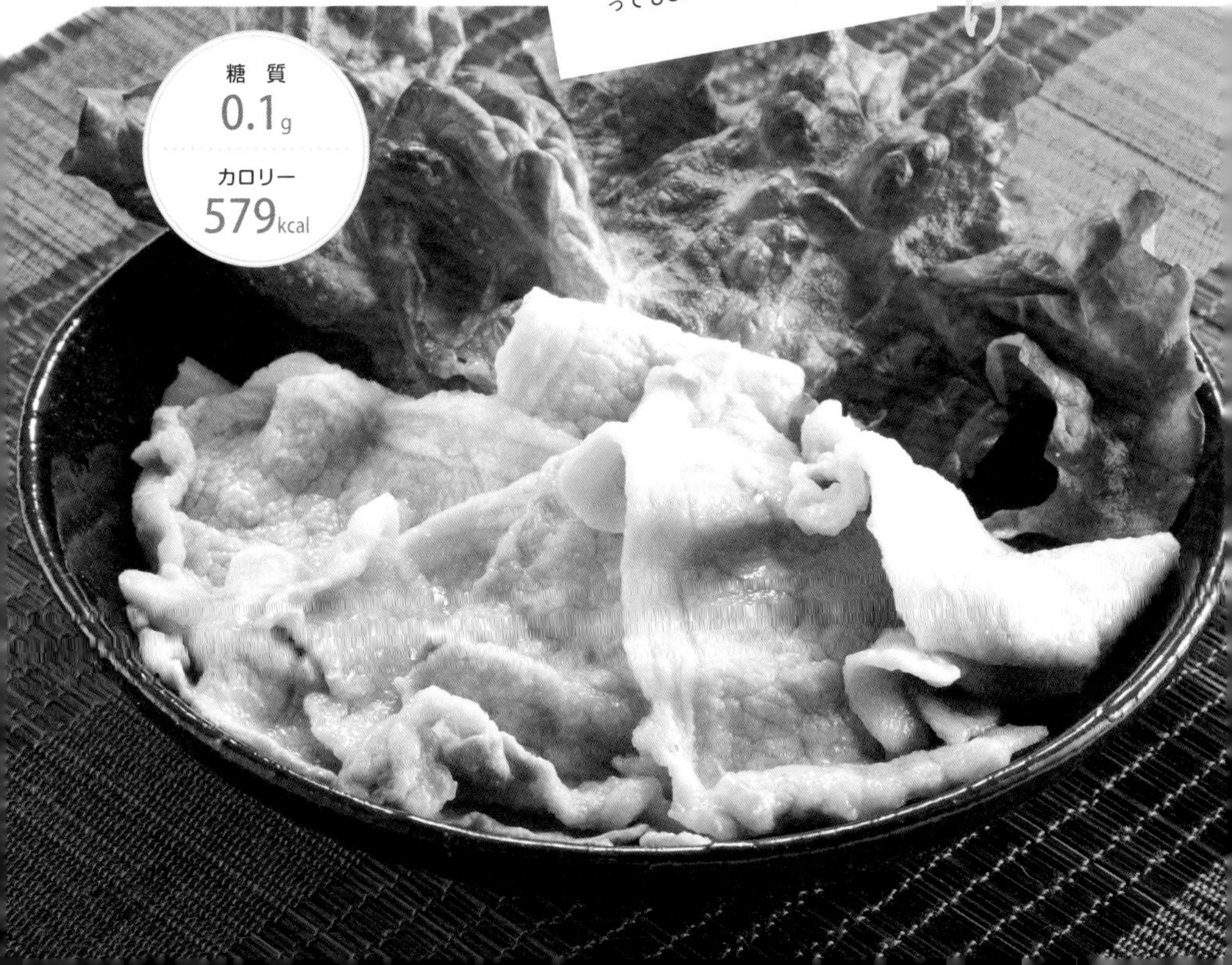

糖質 0.1g

カロリー 579kcal

魚介

オメガ3もたっぷり摂れる

鮭と小松菜のクリーム煮

生クリームの風味が豊かな煮込みメニューです。魚介類は良質な脂とタンパク質を含み、糖質の少ない食材です。特に鮭は、必須脂肪酸であるオメガ3系脂肪酸DHA・EPAが豊富に含まれています。穀物で育った牛肉主体の食生活ですと、どうしてもオメガ6に偏ってしまうので、オメガ3が摂れる鮭は優良食材と言えます。

煮込むのは生クリームでですが、植物性はトランス脂肪酸を含むため動物性のものを選びましょう。よく「生クリームの代わりに牛乳や豆乳はダメですか」という質問がありますが、これらは糖質を含むので、断糖している方にはオススメしません。

材料

生鮭…120g（2切れ）　小松菜…100g（½束）
しめじ…100g（1袋）　生クリーム…150g
バター…15g　塩…適量

作り方

1. 材料をそれぞれ一口大に切って、深鍋に入れる。
2. 生クリーム、バターを入れ、蓋をして中火で5分煮込む。
3. 塩で味を調える。

糖質 3.2g

カロリー 479kcal

Kanamori MEMO

生クリーム、バターは原料からこだわりたいところ。最後にMCTオイルを追いがけしてもより濃厚になり、美味です。

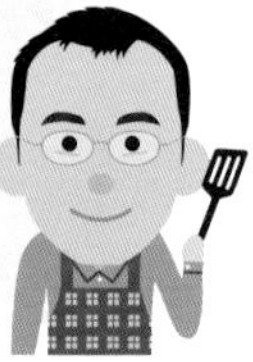

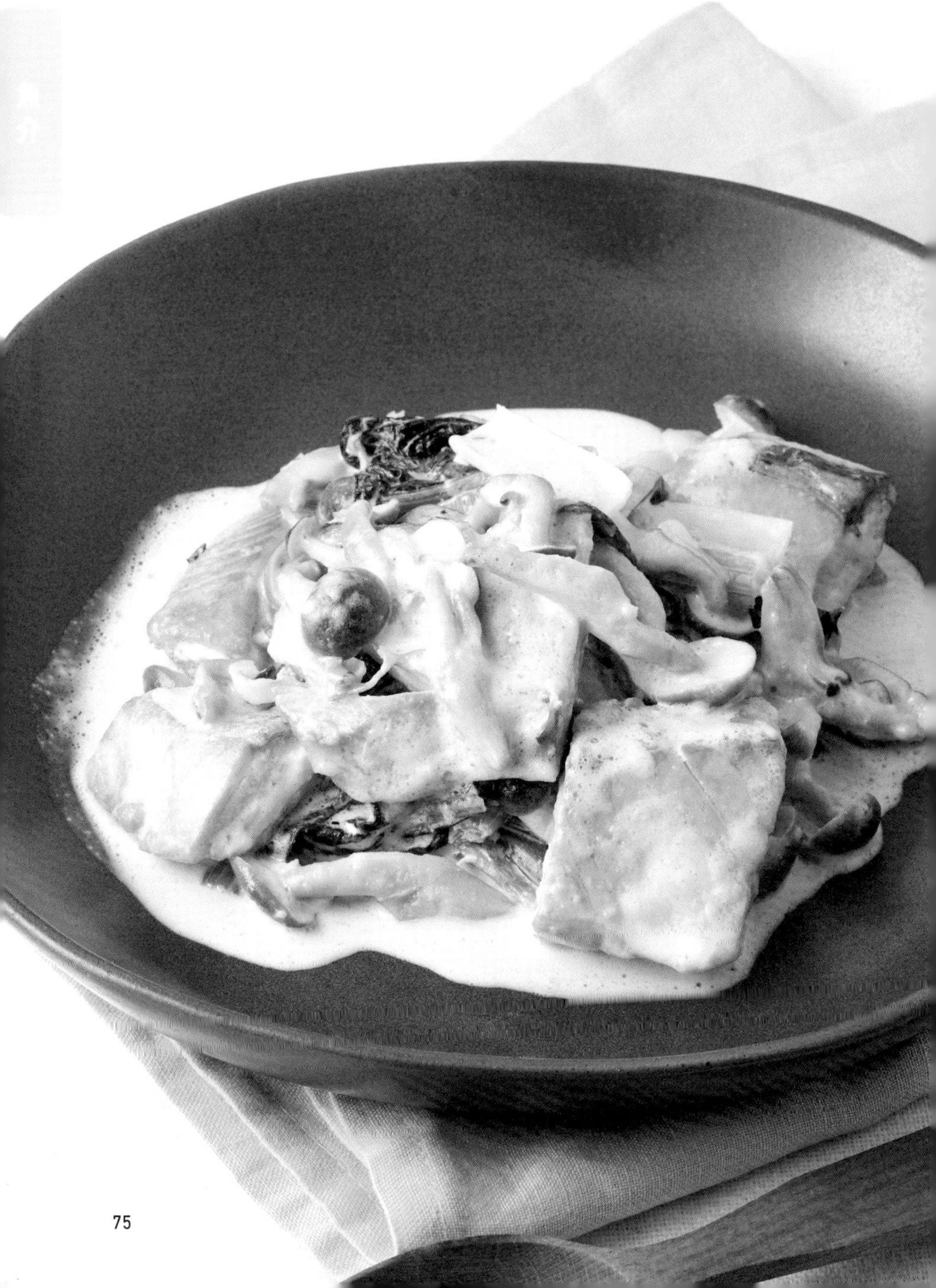

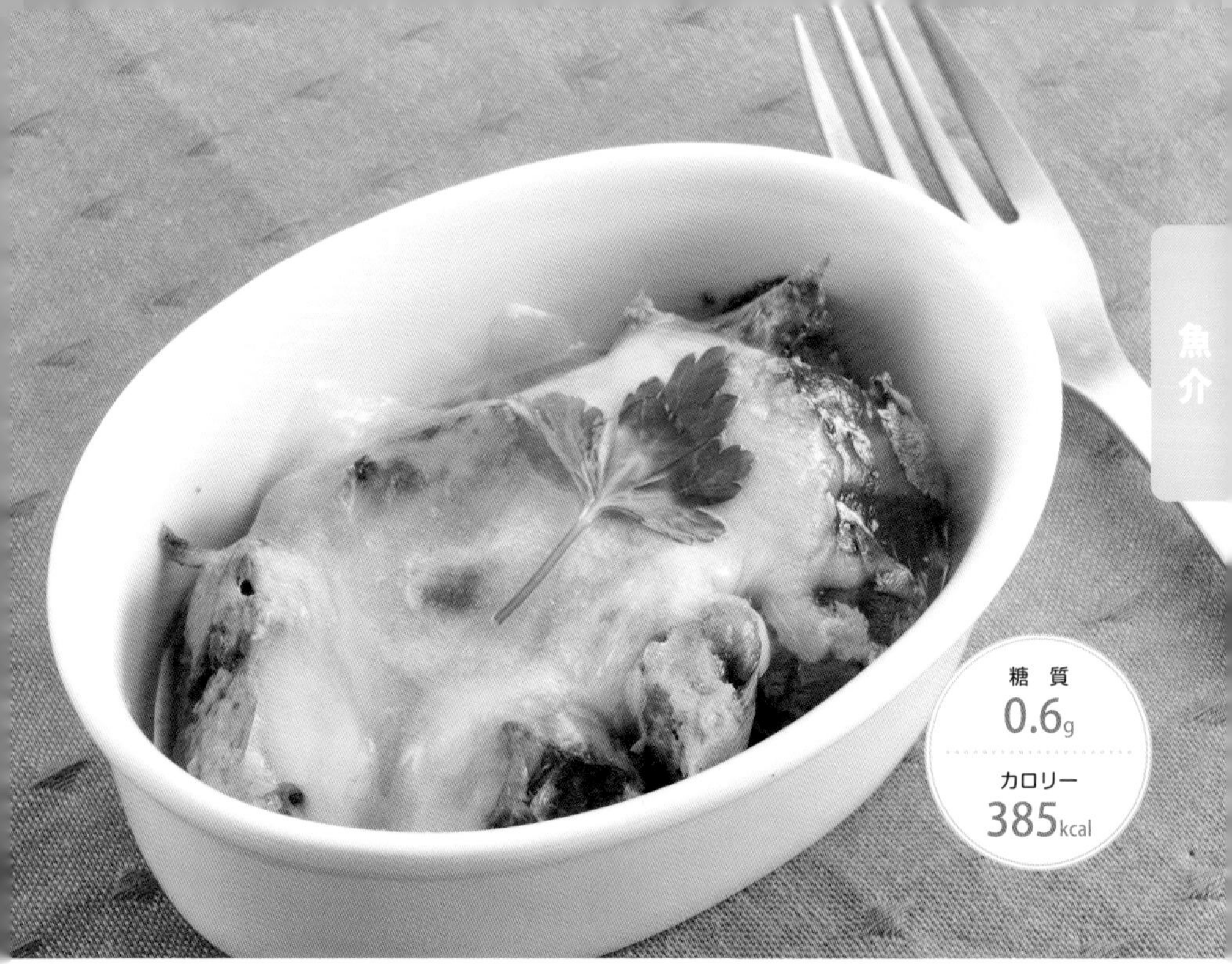

魚介

糖質
0.6g
カロリー
385kcal

フライパンいらずで、すぐできる！
お手軽サバグラタン

肉や卵と並んで僕がよく食べている「推し食材」は、サバ。サバ缶は保存食として優秀ですが、生魚に負けないほどDHAやEPA、ビタミンDを含んでいます。安価なのもいい。チーズは乳化剤の入っていないナチュラルチーズを選んでくださいね。

Kanamori MEMO

サバ缶も無添加の水煮を推奨します。増粘剤やアミノ酸などの食品添加物が入っていないものを選んでください。

●材　料（1食分）

・サバ水煮缶…1缶
・ナチュラルチーズ…50g
・塩…適量

●作り方

1 サバ缶は汁を切って、食べやすい大きさに切る。必要があれば塩で味を調える。
2 グラタン皿に盛って、ナチュラルチーズをかけたら、トースターで10分ほどチーズに焼き色がつくまで焼く。

ふんわり卵のやさしい味わい

材料を切って煮るだけのシンプルスープ。サバの生臭さが苦手な人も加熱したスープなら食べやすいはず。簡単で栄養も満点、体も温まるので風邪気味のときにもオススメです。サバ缶の汁には脂や栄養素がたくさん含まれているので活用してください。

（2人分）
・サバ水煮缶…1缶
・しいたけ…4枚
・水… 500㎖
・卵…1個　　・塩…適量

鍋に水を入れて沸かす。しいたけは石づきを取り、薄切りに。卵は溶いておく。

しいたけ、サバ水煮缶を汁ごと鍋に入れる。一煮立ちさせたら、卵を回し入れる。

Kanamori MEMO

しいたけのグルタミン酸、サバが持つイノシン酸は、まさに「うまみのかけ合わせ」。奥行きのある味わいが楽しめます。

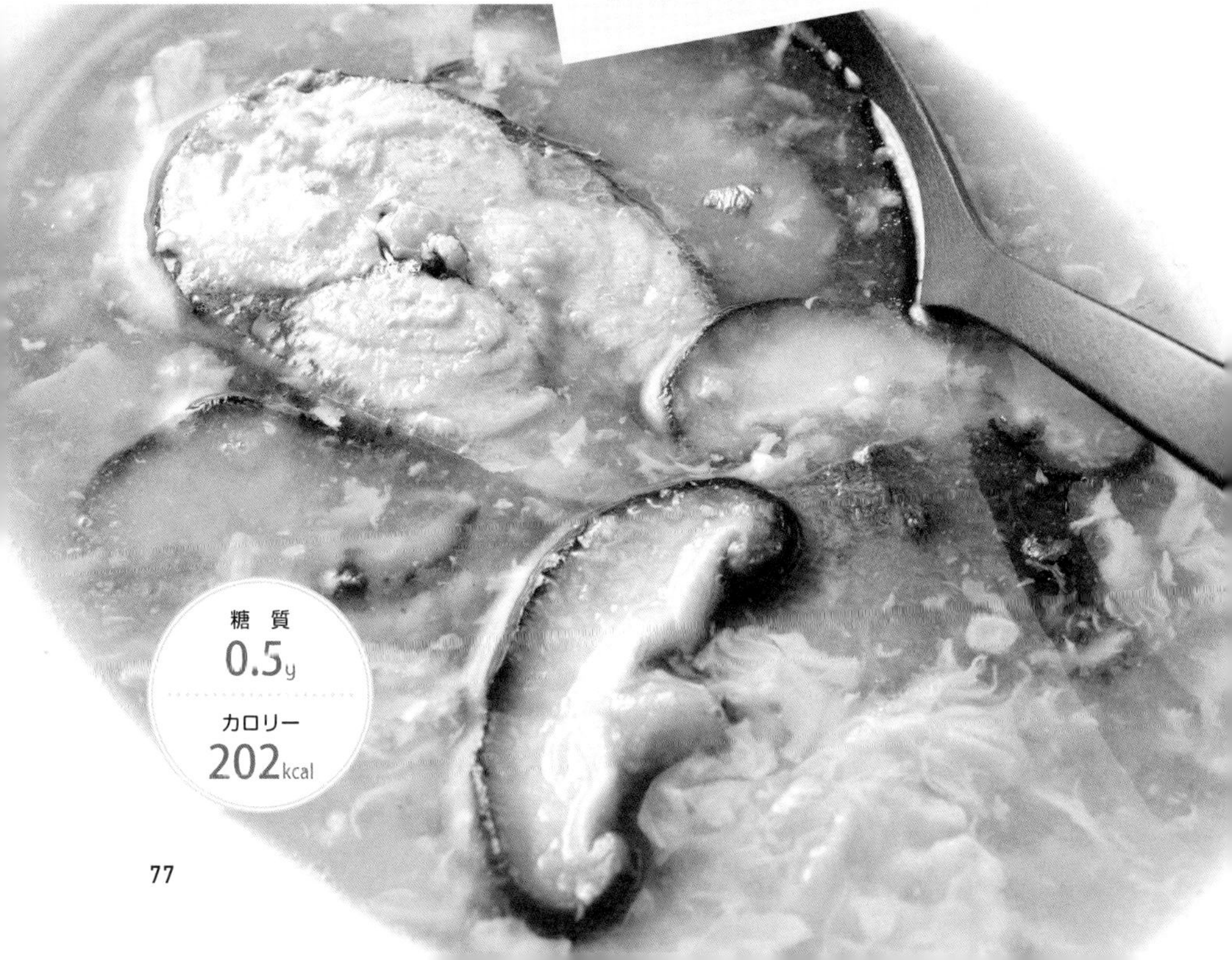

糖質
0.5g
カロリー
202kcal

見た目は華やか、でも簡単！

卵と小松菜のキッシュ

このキッシュは、もちろん小麦粉不使用。こんがりと焼けたチーズの香りが食欲をそそります。

卵は必須アミノ酸やビタミン、ミネラル、抗酸化物質、脳を活性化するリン脂質「コリン」が含まれる完全栄養食品です。かつてはコレステロール値が高い食材として敬遠されていましたが、食品由来のコレステロールが血中コレステロールになるわけではありません。厚労省の「日本人の食事摂取基準」でも2015年の改訂で、1日に何個食べても問題がないことが明らかに。卵は断糖高脂質食にとって欠かせない食材ですので、ぜひ活用してください。

●材　料（2人分）

・卵…3個　・小松菜…½束 100g
・マッシュルーム…4個　・生クリーム…120g
・ナチュラルチーズ（シュレッドチーズ）…40g
・塩…適量　・バター…10g

●作り方

1 オーブンは180度に予熱しておく。フライパンにバターを入れて弱火で熱し、バターが溶けたら半分に切ったマッシュルームと長さ4㎝に切った小松菜を入れて、さっと炒める。
2 ボウルに卵を溶き、塩と生クリームを加えて混ぜる。
3 グラタン皿に（1）を敷き詰め、（2）を流し入れる。チーズを散らして、180度のオーブンで25分焼く。

糖質 2g
カロリー 519kcal

Kanamori MEMO

小松菜は葉と茎では火の通る時間が違います。先に茎を入れて火を通し、しんなりしたところで葉を加えてくださいね。

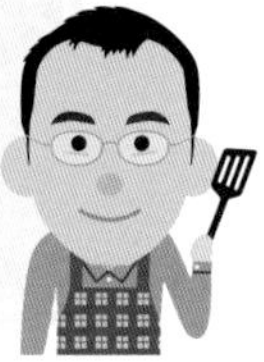

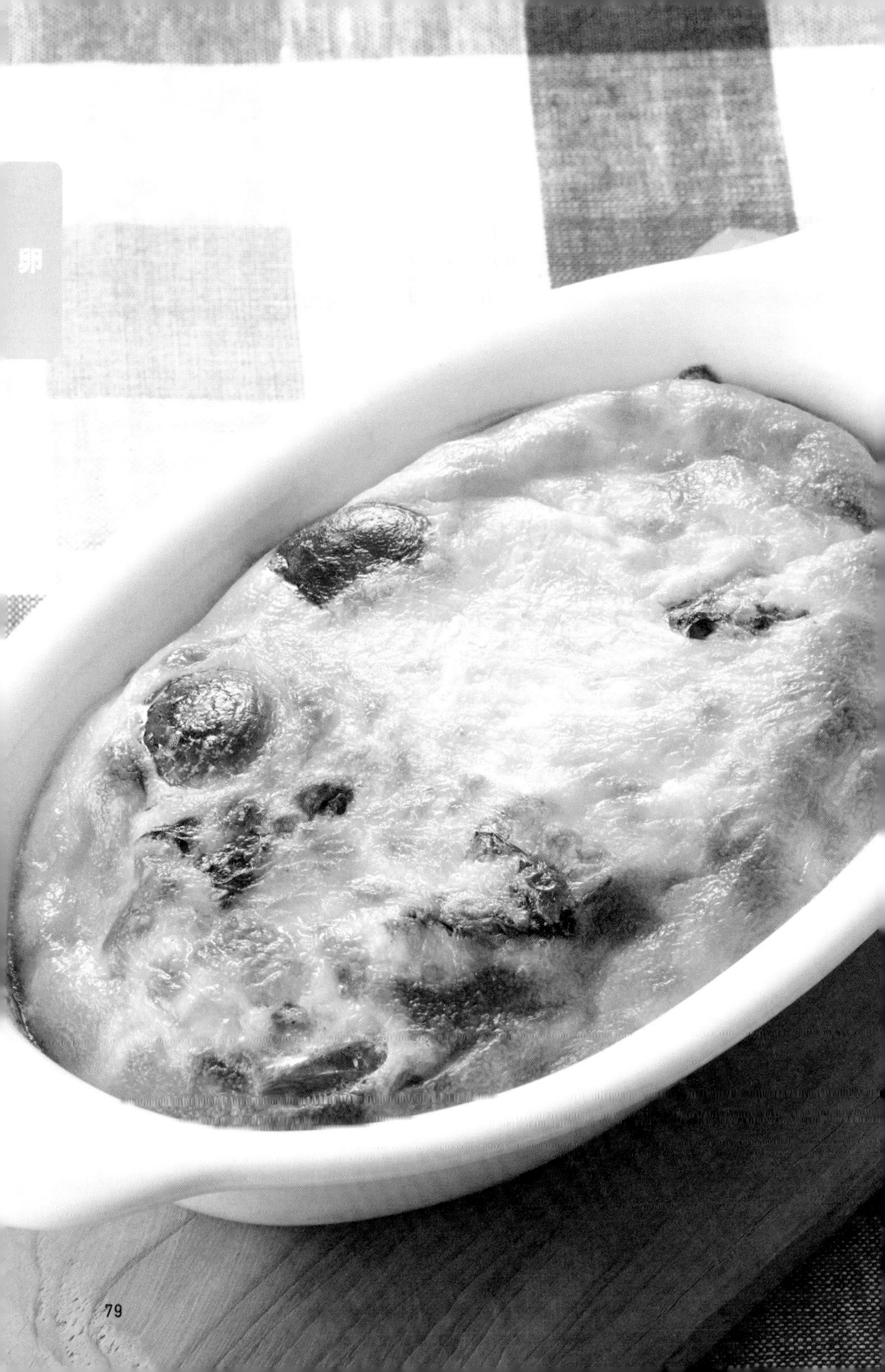

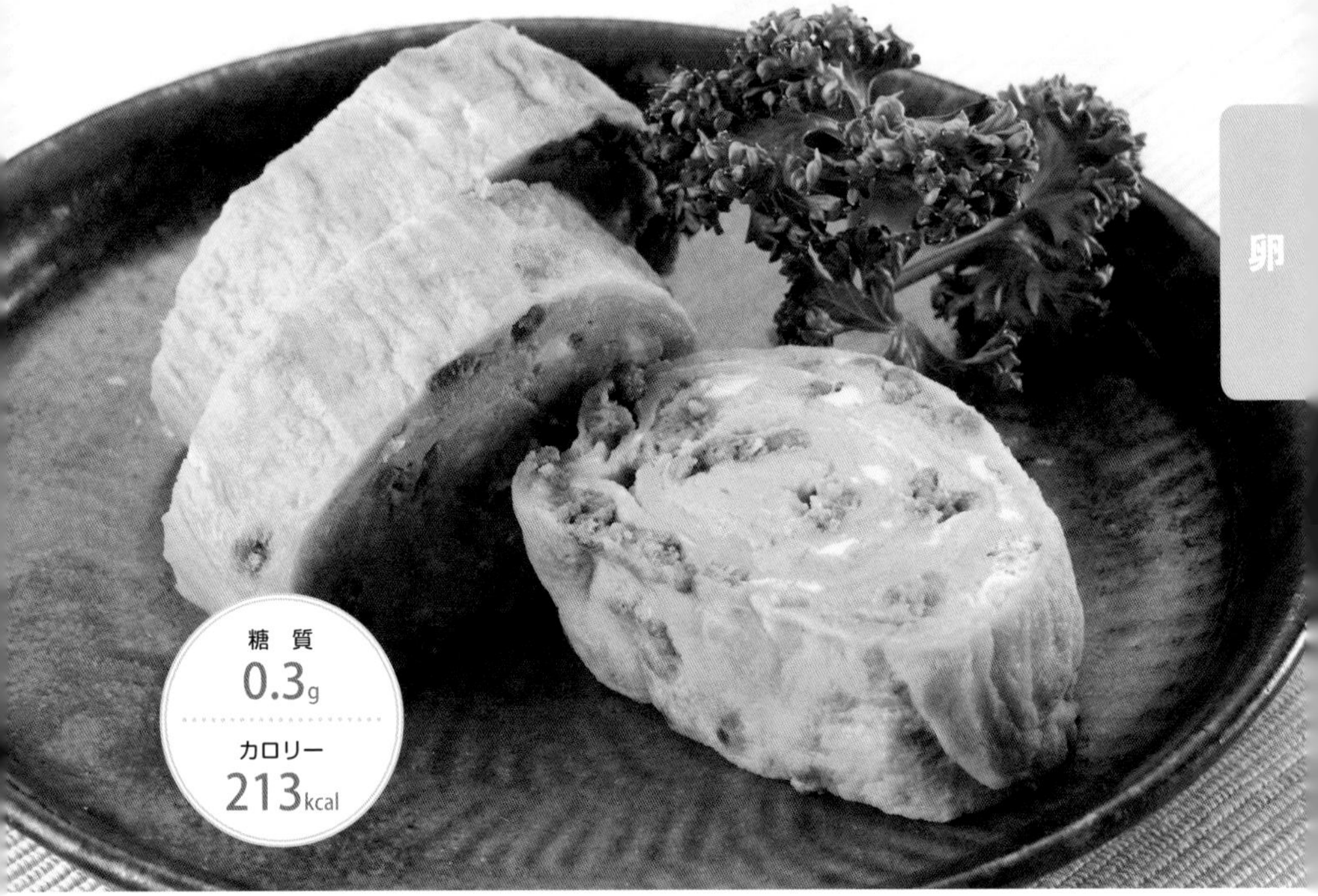

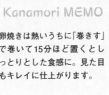

糖質 0.3g
カロリー 213kcal

食べごたえ満点、お弁当にも！

ボリューム満点の卵焼き

ひき肉をたっぷり使いましょう。脂質もタンパク質も摂れる卵料理になります。冷めてもおいしいので、お弁当にもうってつけです。ちなみに、卵焼きは卵をよくかき混ぜるのは逆効果。卵の白身を切るように混ぜるのがポイントです。

●材　料（2人分）

・卵…3個
・豚ひき肉（合いびきでもよい）…70g
・塩…適量

●作り方

1 フライパンに油（分量外）をひいて、ひき肉を炒めて塩で味付ける。
2 粗熱が取れたら溶きほぐした卵と混ぜ合わせて、卵焼き器で形を整えながら焼く。

Kanamori MEMO

卵焼きは熱いうちに「巻きす」で巻いて15分ほど置くとしっとりとした食感に。見た目もキレイに仕上がります。

卵

牛脂チーズオムレツ

とろ〜りチーズと牛脂のハーモニー

チーズオムレツにすることで、牛脂独特のにおいを抑えることができます。「牛脂をたっぷり摂りたいけれど、焼いたのは苦手」という人にもオススメ。ここでもチーズは、乳化剤の入っていないナチュラルチーズを選んでください。

●材　料（2人分）

・牛脂…100g
・卵… 4個
・ナチュラルチーズ… 50g
・塩… 少々

●作り方

1　牛脂を炒めて塩で味付ける。（脂が多過ぎるならば、適宜キッチンペーパーで拭き取ってもよい）
2　溶いた卵を入れて全体を混ぜ、少し周りが固まってきたらチーズを入れ、形を整える。

Kanamori MEMO

卵は溶いたあとに、ざるで一度濾すとふんわりなめらかに仕上がります。牛脂の量はお好みで調整してみてくださいね。

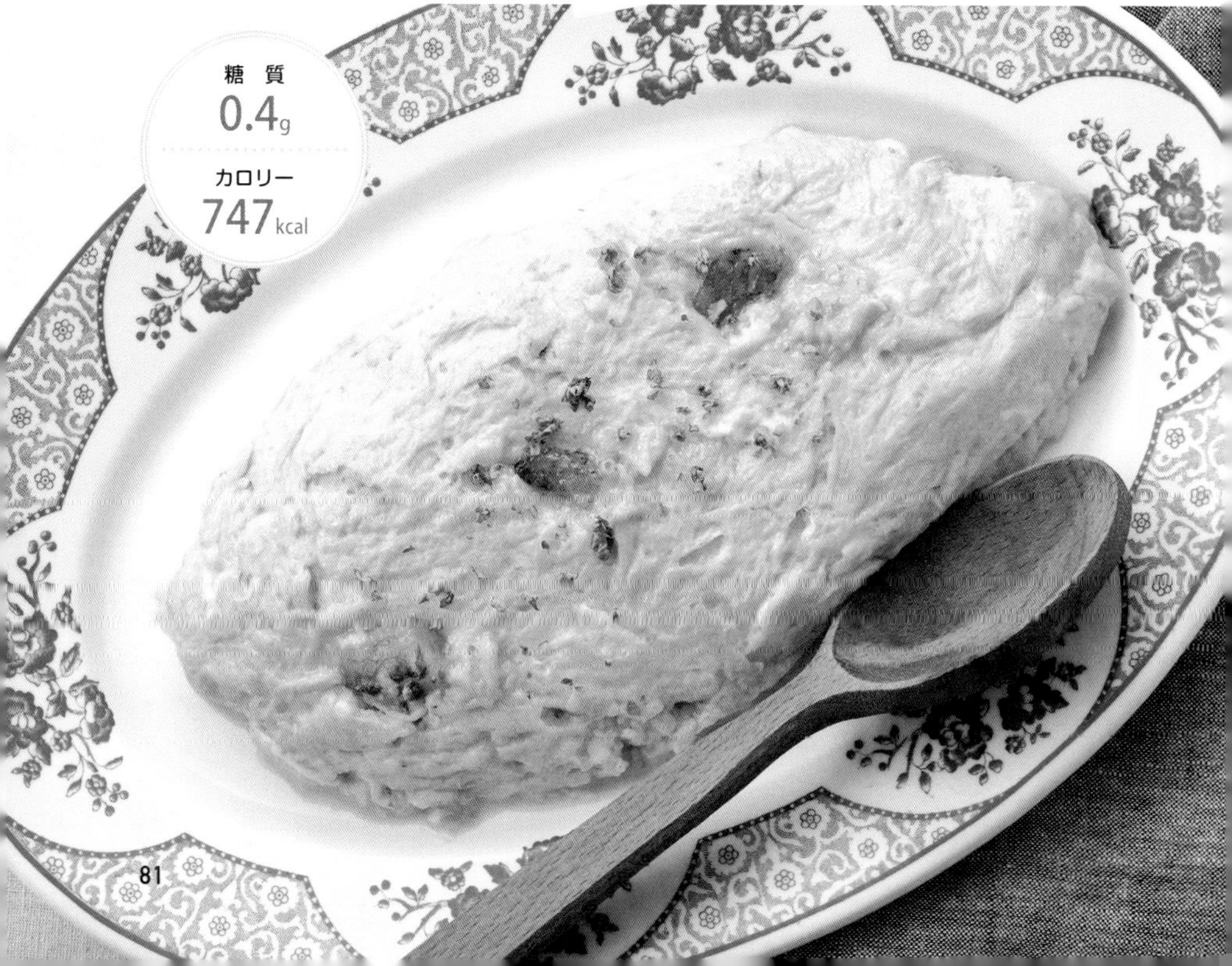

糖質 0.4g
カロリー 747kcal

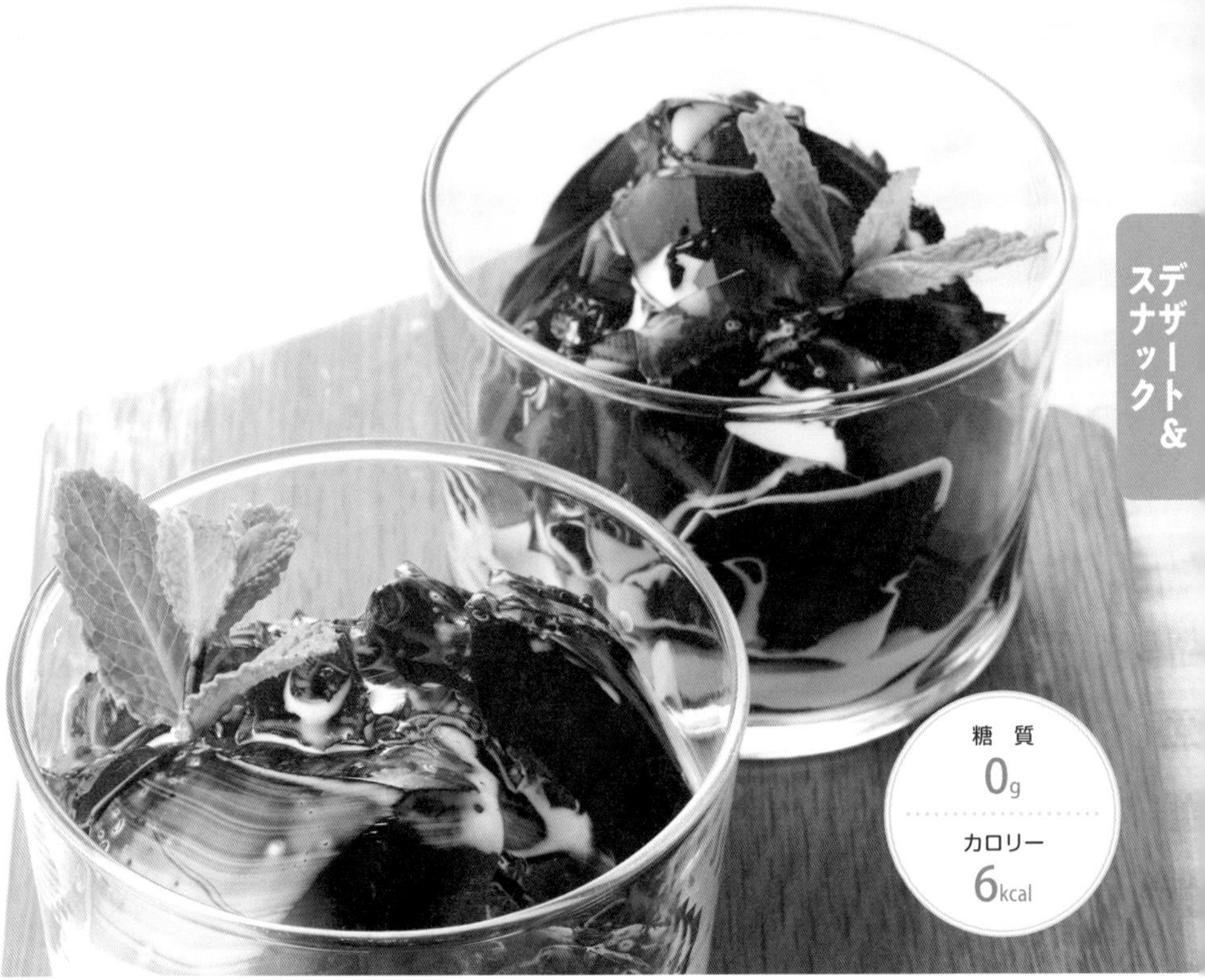

糖質ゼロで簡単ぷるぷる
紅茶ゼリーの生クリームがけ

僕は普段はコーヒーではなく、紅茶を愛飲しています。というのも、コーヒーの糖質は紅茶の7倍もあるので、「断糖」を徹底するには避けたほうがベターだから。紅茶ゼリーはおやつに最適で作るのも簡単。ゼラチンは良質なタンパク質です。

Kanamori MEMO

「午後の紅茶おいしい無糖」を使っても○。手軽にできます。紅茶ゼリーは1.5食のつなぎにいいので、習慣にしましょう。

●材　料（2人分）

- 紅茶…ティーバッグ2袋
- 湯…220㎖
- ゼラチン粉…5g
- 水…大さじ2
- 生クリーム
- ミント（お好みで）

●作り方

1. 大さじ2の水にゼラチンを振り入れてふやかす。220㎖のお湯にティーバッグを入れて濃いめの紅茶を作る。
2. ふやかしたゼラチンを600Wの電子レンジで10〜20秒加熱し、液状になったら紅茶に加えてよく混ぜる。
3. 平たい容器に流し入れ、粗熱を取ったら冷蔵庫に入れて3〜4時間ほど冷やし固める。

デザート&スナック

ほのかな甘味とボリュームが嬉しい
生クリームアイス

ツイッターのフォロワーさんから教えてもらったスイーツのレシピです。自然な生クリームの甘さと塩加減が大好評。牛乳は糖質が多いので避けるべき。生クリームは動物性のものがオススメです。

●材　料（2人分）

- 卵黄…2個分
- 生クリーム…200㎖
- 塩…少々

●作り方

1 ボウルに卵黄を入れてハンドミキサーで撹拌する。そこに生クリームと塩ひとつまみを入れて混ぜる。

2 容器に（1）を流し入れ、ラップをして4～5時間ほど冷凍庫に入れる。その間、1時間に1回フォークで混ぜる。

Kanamori MEMO

使う容器はタッパーでもいいですが、金属製のほうが温度が伝わりやすいので、冷やし固めるのに適しています。

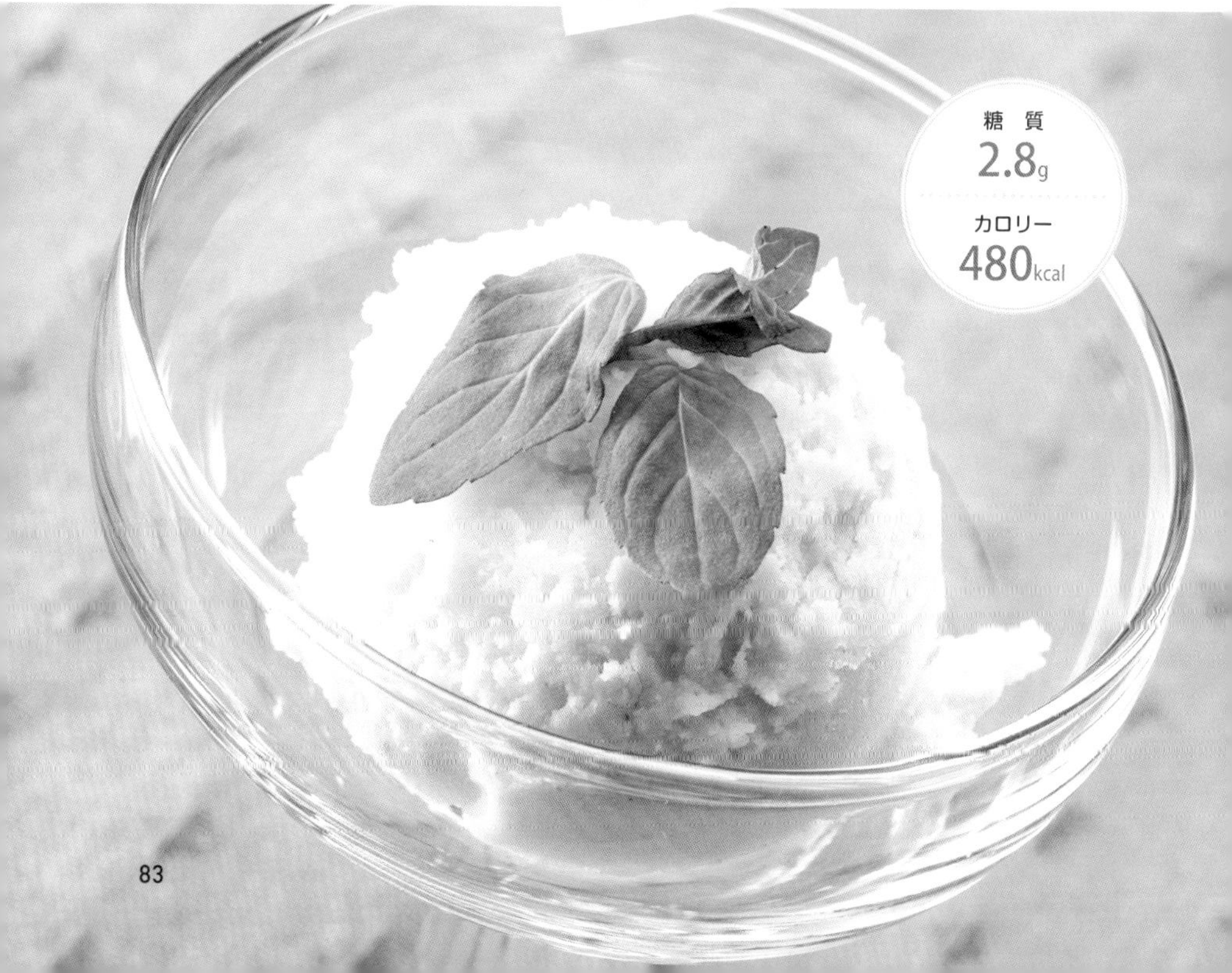

糖質
2.8g

カロリー
480kcal

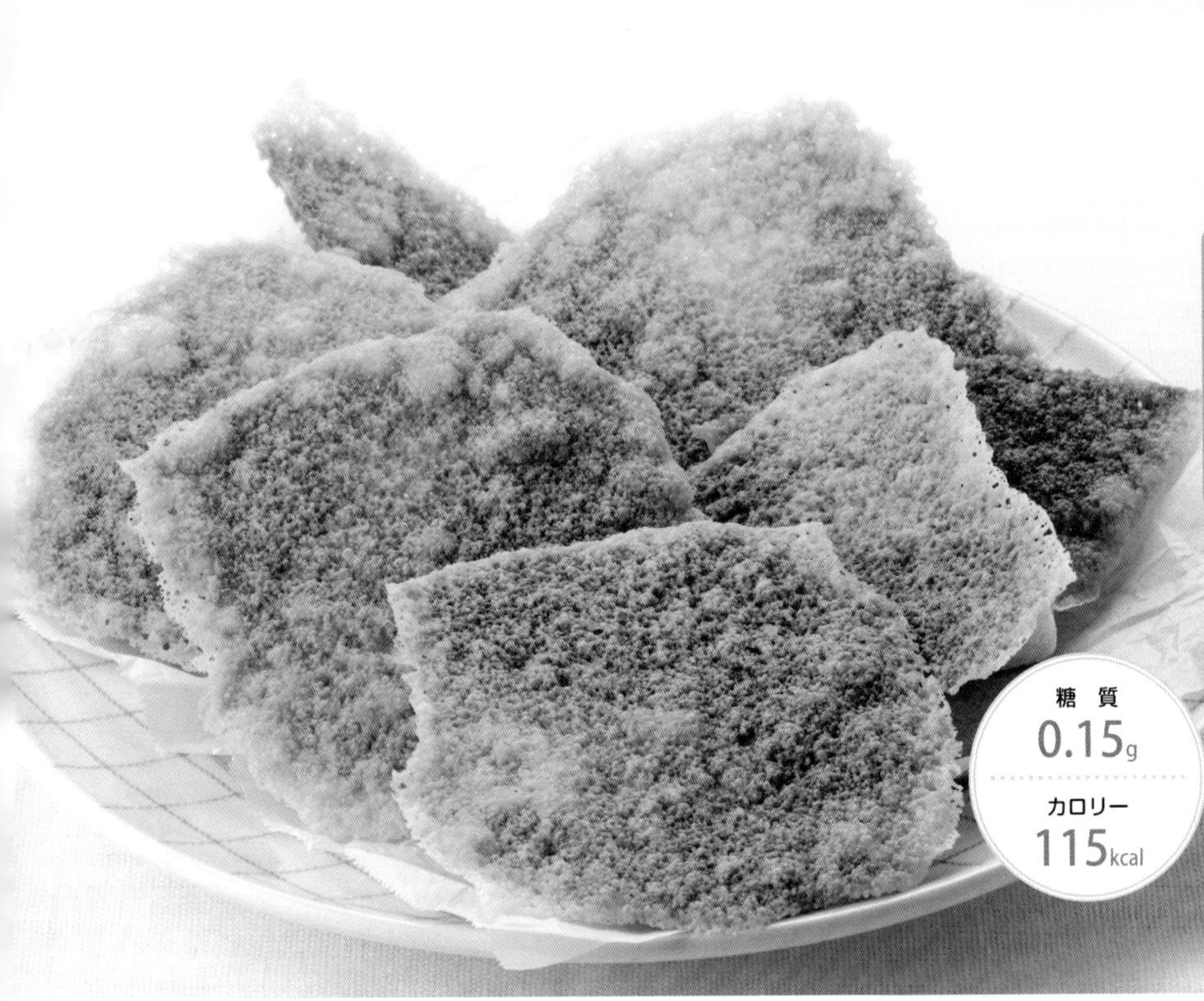

糖質 0.15g
カロリー 115kcal

究極の時短スナック

やみつきチーズせんべい

レンジでチンするだけ、小腹が空いたときにピッタリのおつまみ。パリパリとした食感は、クセになることうけあいです。チーズはなるべく余計な添加物が入っていないナチュラルチーズで。

●材　料（2人分）

・とろけるチーズ（ナチュラルチーズ）…60g

●作り方

1 電子レンジのトレイにクッキングシートを敷き、チーズを円状に広げて並べる。

2 電子レンジ（600W）で1分30秒〜2分加熱する。

Kanamori MEMO

オーブンシートとチーズの間に、オリーブオイルを少量垂らしても◎。レンジの時間は機種によって調整してくださいね。

脂質チャージにピッタリ！
まるごとバターの磯辺巻き

「バターは海苔巻きにすれば食べやすい」とフォロワーさんに教えてもらった一品です。バターは飽和脂肪酸とオレイン酸が多く含まれているので、積極的に摂りたい食材。この磯辺巻きを0.5食にあてれば、空腹感も激減するでしょうね。

●材　料（2人分）

・バター…適量
・海苔…適量

●作り方

1　バターを好みの大きさに切り分ける。

2　1を海苔でくるむ。

Kanamori MEMO

断糖高脂質を続けると味覚が繊細になるので、おいしい発酵無塩バターを使い、ぬちまーすで調整するとよりグッドです。

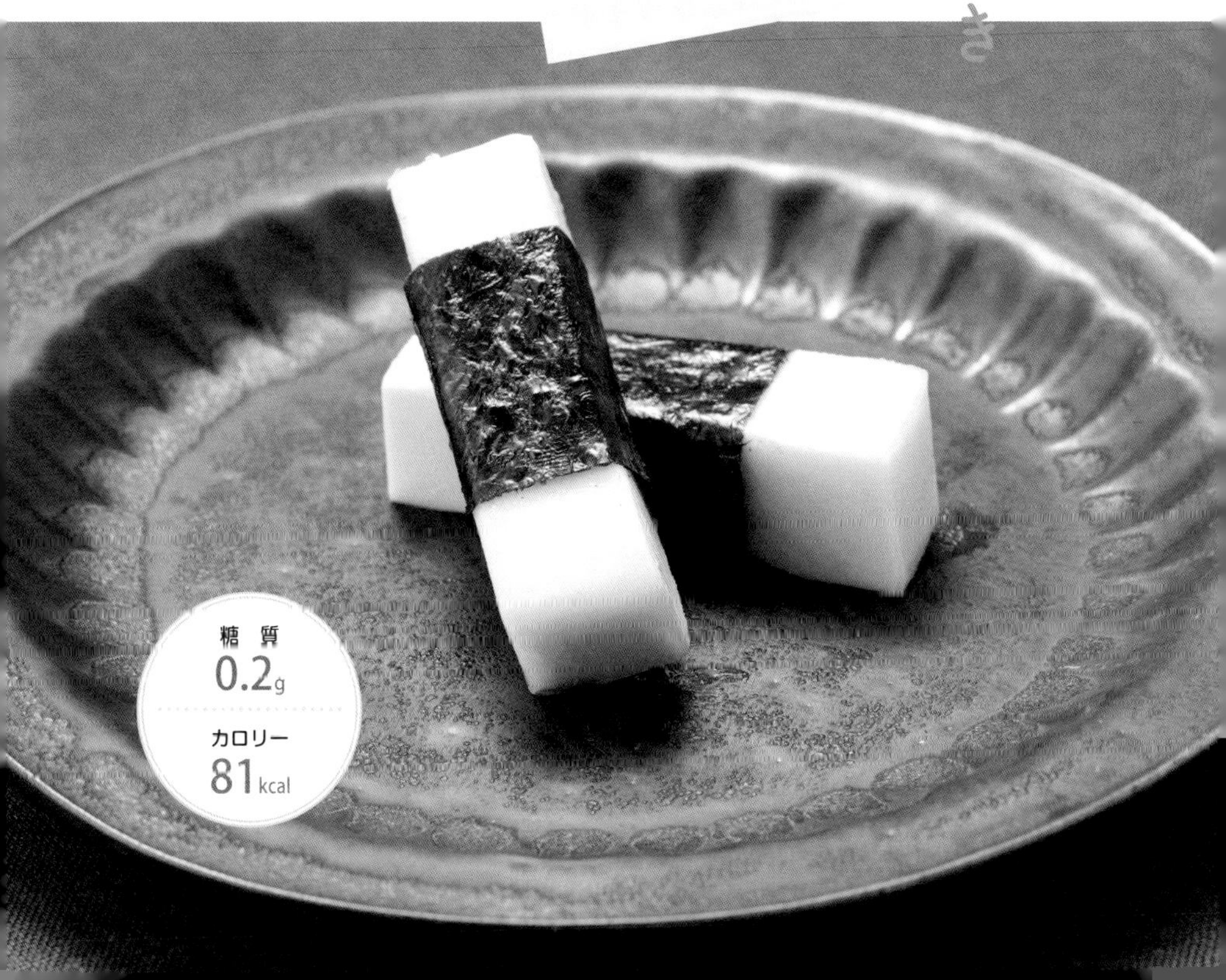

糖　質
0.2g

カロリー
81kcal

人気フォロワーが編み出した

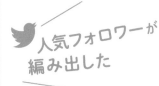

#金森式 神レシピ10

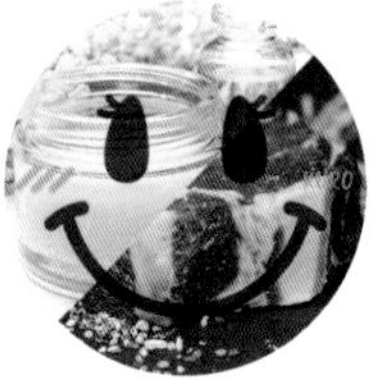

KUROさん

金森式の実践者。28kgの減量に成功し、4LだったⅰIIIをMまでサイズダウン。Twitterは@Mey5242205

限られた食材をいかに美味しく食べるかが金森式の成功のカギ。ツイッターで創意工夫あふれるレシピを発信しているのがフォロワーのKUROさんだ。

もともと「多嚢胞性卵巣症候群」という排卵障害に悩み、糖代謝改善と妊活準備のために一念発起して金森式を開始。スタート時には91kgあった体重も1年3か月で28kgの減量に成功した。

今回はKUROさんが編み出した数々のレシピから厳選した10品をランキング形式で紹介する。

第1位　牛脂チーズエッグバーガー

卵のバンズで作った高脂質バーガー。卵とチーズで牛脂も食べやすく、タンパク質も摂取できる。「スライスしたアボカドを挟んでもおいしいですよ」(KUROさん)

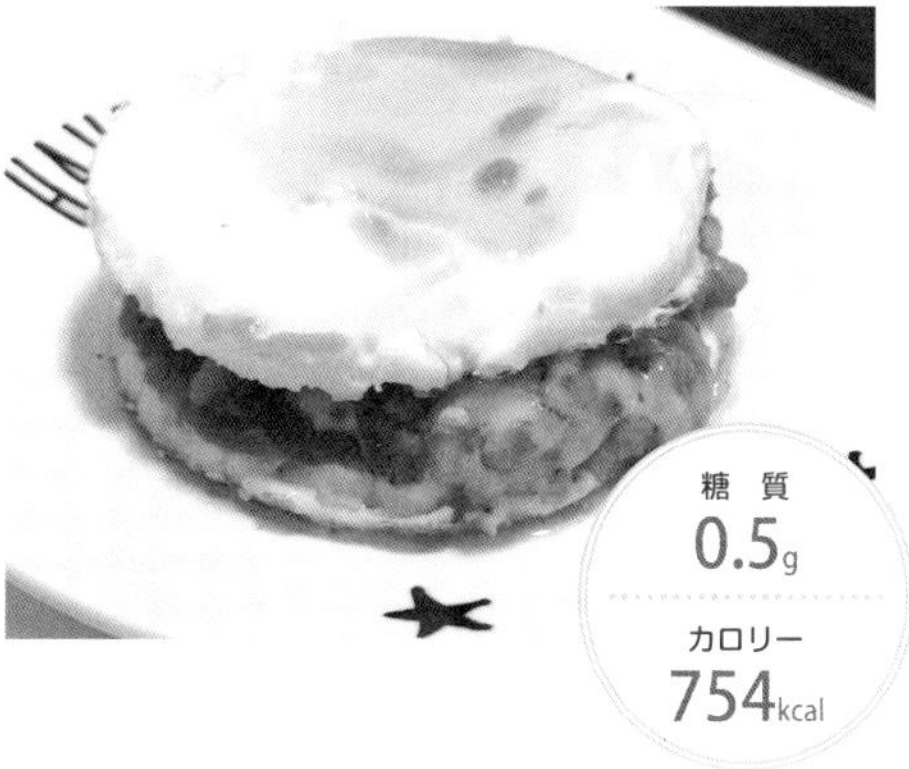
糖質
0.5g
カロリー
754kcal

●材　料 (1人前)

- 牛脂…50g
- 卵…2個
- 塩…少々
- ナチュラルチーズ…20～30g

●作り方

1. セルクルで卵を1つずつ、黄身を潰しながら焼く。
2. 牛脂を食べやすい大きさに切って塩で炒める。火が通ったらチーズをふりかけ余熱で溶かし、丸く形づくる。
3. (1)の卵バンズに(2)の牛脂チーズを挟んだら完成。

第2位　ローストビーフ

そのままでももちろん、冷めてもおいしいローストビーフはお弁当にもOKな万能肉料理。牛肉は時間に余裕があれば冷蔵庫から1時間ほど出しておくと更においしさアップ！

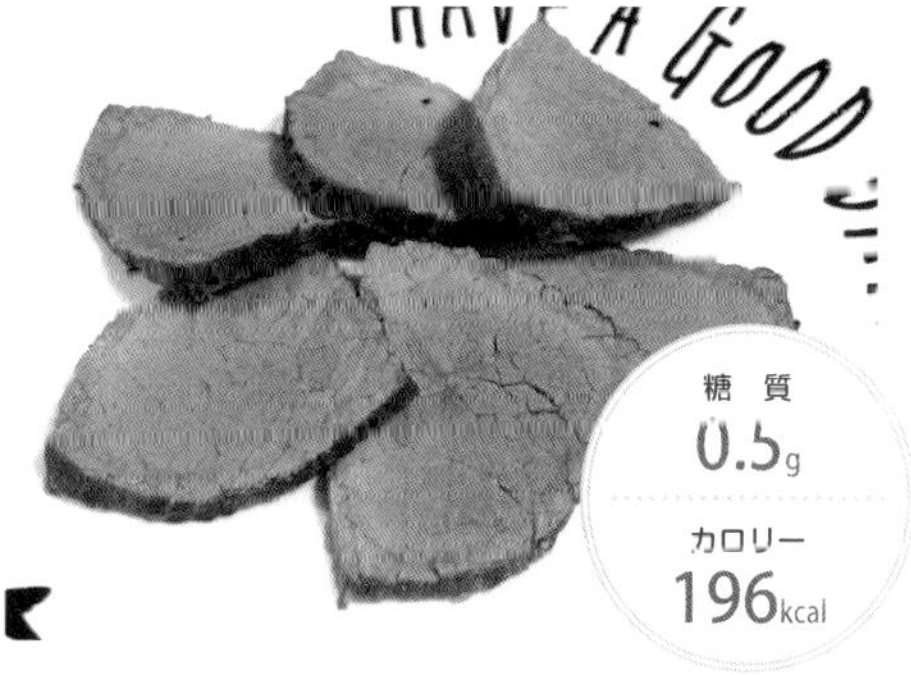
糖質
0.5g
カロリー
196kcal

●材　料 (2～3人分)

- 牛肉ももブロック…300gほど
- 塩(ぬちまーす)…小さじ1
- オリーブオイル…15㎖
- ローズマリーパウダー…お好みで

●作り方

1. 牛肉に塩を塗り込み、フライパンにオリーブオイルを入れて熱し、肉全体に焼き色をつけて取り出す。
2. 粗熱が取れたらラップで2重に巻き、アルミホイルを巻く。
3. 沸騰した鍋に肉を入れ5分加熱したら火を消し、15分程放置して完成。

第3位　バターアヒージョ

オリーブオイルを用いるイメージが強いアヒージョも、ここではバターで。「オリーブオイルを追加してもOKです。バターは味がしみ出しているのでいつも飲み干しています」

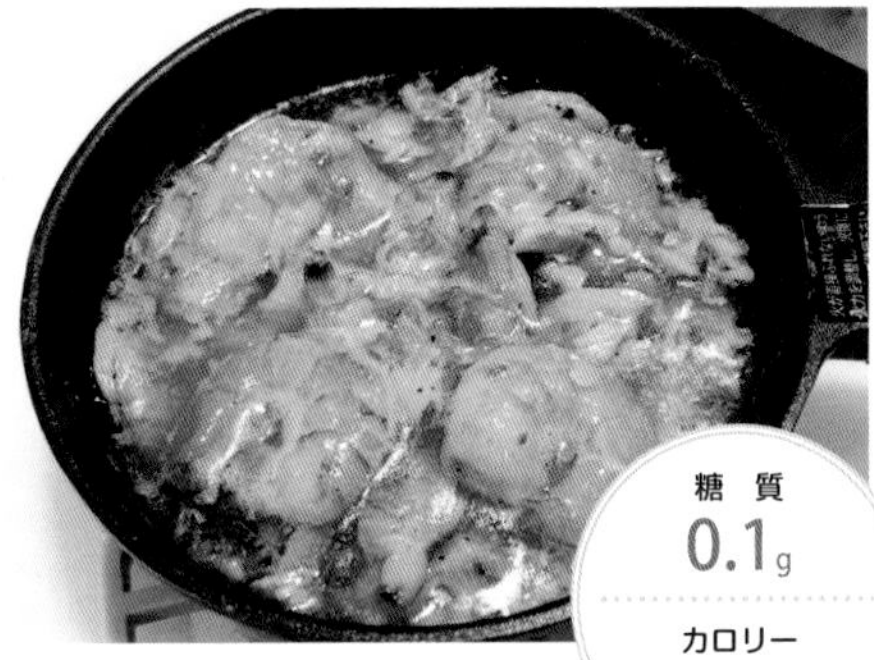

糖質 0.1g
カロリー 497kcal

●材　料（1人前）

・バター…50g
・エビ…4尾
（シーフードミックスでも可）
・サバ缶…½缶
・塩…少々

●作り方

1　バターをスキレットなどに入れて弱火で溶かす
2　ほぐしたサバとエビを投入し加熱する。
3　塩で味付けをする。

第4位　豚バラドーム

豚バラで具材を包むだけ、フライパンも火を使わずにできる簡単な1品。「中身は、舞茸の代わりにマッシュルームを使うなど、自分好みの具材で試してみてください」

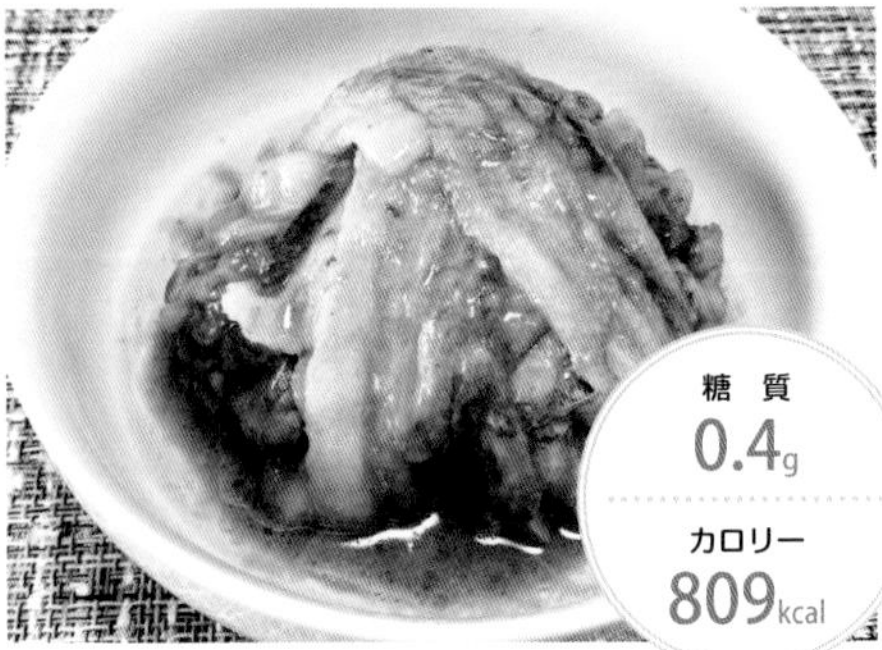

糖質 0.4g
カロリー 809kcal

●材　料（一人前）

・豚バラ肉…150g　・塩…少々
・舞茸…お好み　・バター…10g
・カマンベールチーズ…½個

●作り方

1　深さのあるお皿にラップを敷いて、豚バラを放射線状に並べ、塩で下味をつける。
2　お皿の中央に舞茸、カマンベールチーズを置いて、豚バラごとラップで包む。
3　ラップを外して耐熱皿に。ふんわりラップをかぶせてレンジで7分ほど加熱。

第5位　サバ缶ハンバーグ

つなぎの小麦粉やパン粉は不使用、味付けもサバ缶だけという潔いシンプルなハンバーグ。サバは水をしっかり切っておくのもポイント。「つなぎに卵を使うのもよいですね」

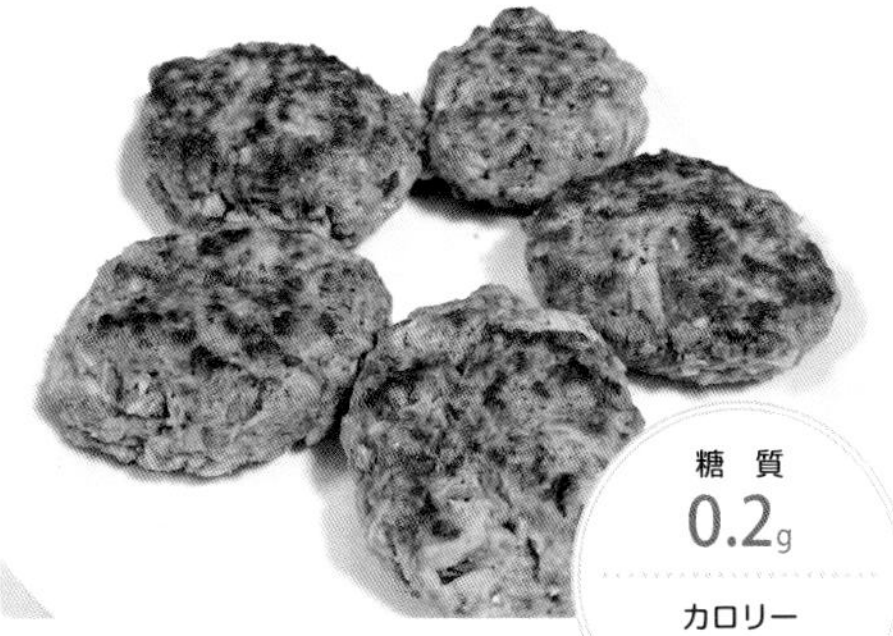

糖質
0.2g

カロリー
614kcal

●材　料

- 豚ひき肉…100g
（あいびきでもOK）
- サバ缶…2切れ ※汁なし

●作り方

1. ひき肉とサバ缶の切り身をボウルに入れて混ぜる
2. ハンバーグの形を整える。少し小さめなサイズのほうが焼きやすい。
3. フライパンで焼いたら完成。

第6位　サバ缶なめろう風

材料をすべてあえるだけ、簡単＆サッパリな一品。「原則は野菜は控えるところですが、大葉とみょうがは糖質が低く少量でも十分風味を味わえるので取り入れてみました」

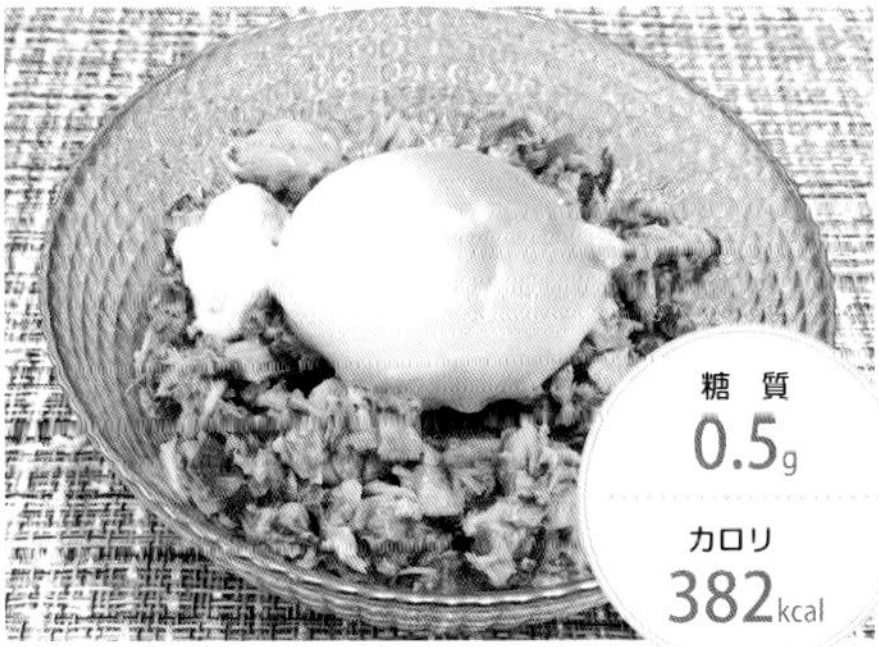

糖質
0.5g

カロリ
382kcal

●材　料

- サバ缶…1缶
- 大葉…3〜5枚
- みょうが…1個
- 魚醤…お好みで
- 温泉玉子…1個 ※お好みで

●作り方

1. 大葉とみょうがをみじん切りにする。
2. サバ缶の身をほぐして（1）と混ぜ合わせる。
3. サバ缶の汁を適量入れて、混ぜる。魚醤も◎

第7位　ガパオ

魚醤（ナンプラー）とバジルのエスニックな風味が食欲をそそる。「ひき肉と一緒に食べることで、牛脂が食べやすくなります。卵でさらにタンパク質も摂れるのもいい！」

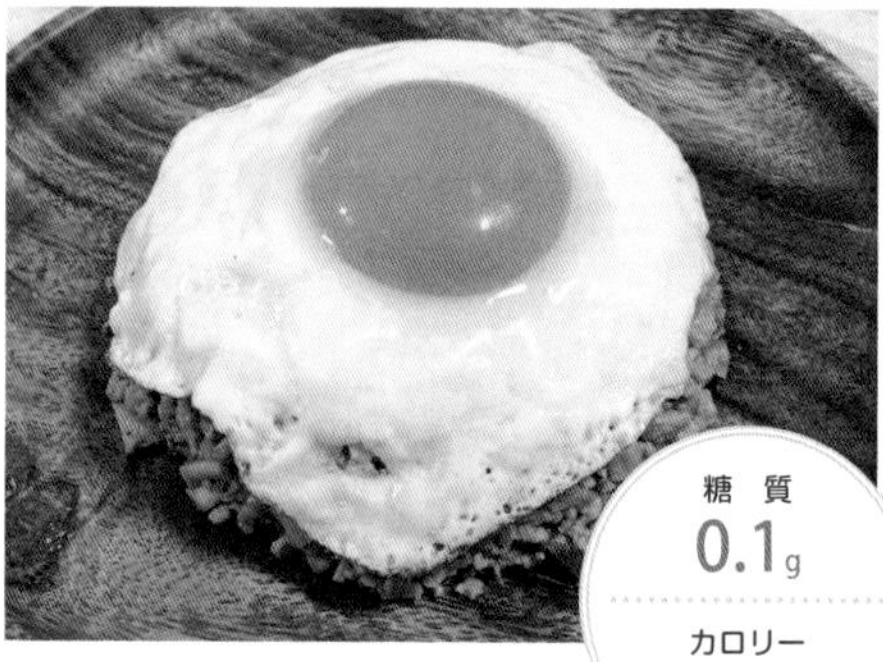

糖質
0.1g

カロリー
799kcal

●材　料（1人前）

・ひき肉…150g
・牛脂…50g
・卵…1個　　・塩…適量
・ナンプラー…小さじ1/2
・バジル…適量

●作り方

1　牛脂は食べやすい大きさに切り、フライパンで炒める。牛脂に火が通ったらひき肉を入れ、塩で味つけして炒める。
2　ひき肉にナンプラーとバジルを加え、味を馴染ませる。
3　目玉焼きを別途作り、ひき肉の上に盛り付ける。

第8位　アクアパッツァ

とにかく魚を食べたい、というときにうってつけの一品。白ワインは45mℓで糖質0.9gと低糖質。「白身魚と市販のシーフードミックスを使用すれば、簡単にできますよ」

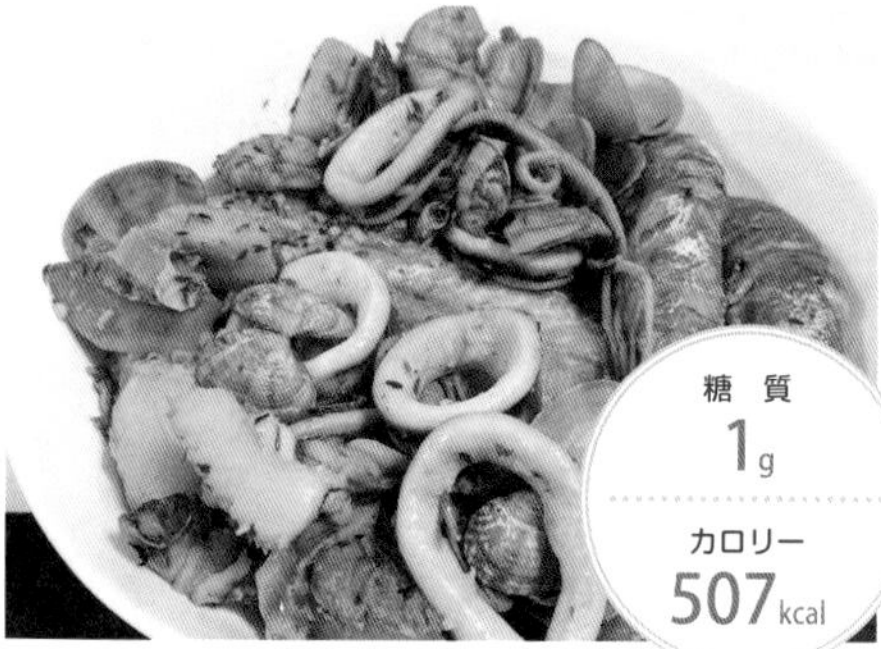

糖質
1g

カロリー
507kcal

●材　料

・白身魚…1尾　・あさり…お好みで
★アンチョビフィレ…1枚
★オリーブオイル…30〜45mℓ
★タイム、オレガノ…少々
・白ワイン…30〜45mℓ
・バジル…お好み（仕上げに）

●作り方

1　★をフライパンで軽く炒める。
2　あさりを入れ、殻が開くまで炒めたら白ワイン、魚介を入れ、フタをして煮詰める。
3　材料に火が通ったら完成。

第9位 オリーブペースト

味付けがシンプルになりがちなレシピも「たまには変えたい」というときにイチオシのペースト。「ステーキや焼き魚、幅広い食材に合うので便利でオススメです」

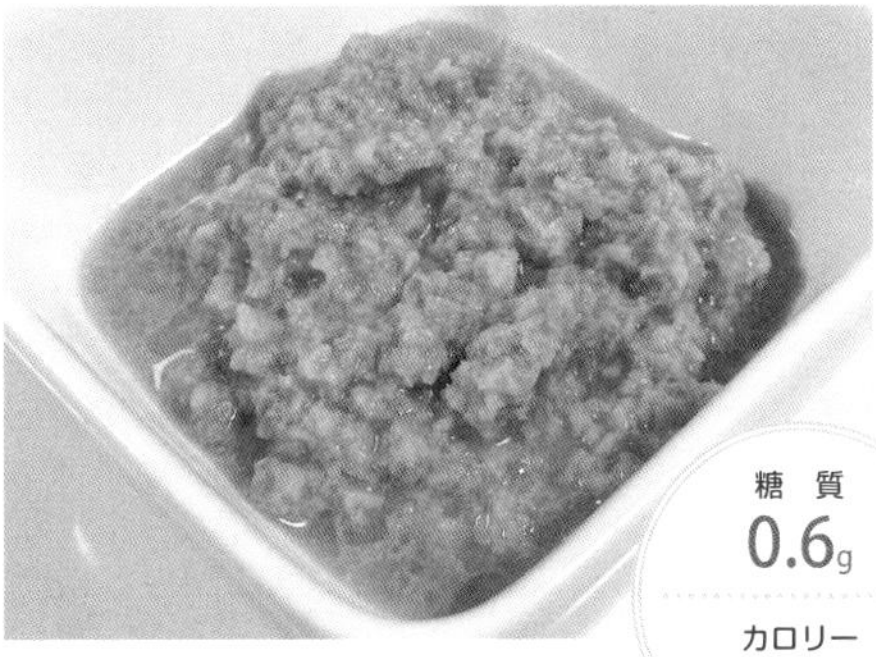

糖質
0.6g
カロリー
212kcal

●材料

・オリーブ(グリーンオリーブ)…50g
・オリーブ瓶のつけ汁…10mℓ
・オリーブオイル…15mℓ

●作り方

1 すべての材料をミキサーにかけてペーストにするだけで、完成。

第10位 マッシュルームと舞茸のペースト

キノコのうまみを味わえるペースト。「ステーキにつけて食べたり、そのままでもおいしくいただけます。お好みでハーブを混ぜてもよいですよ」

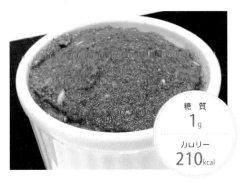

糖質
1g
カロリー
210kcal

●材料

・マッシュルーム…6〜8個
・舞茸…½パック(45g)
・アンチョビフィレ…3枚
・塩…少々
・バター…10g

●作り方

1 マッシュルームと舞茸を撹拌しやすいように小さく切る。
2 フードプロセッサーに(1)とアンチョビ、塩を入れ、ペーストになるまで撹拌する。
3 フライパンにバターを溶かし入れ、(2)を入れ、水分がなくなるまで炒める。

手軽に続けるために、知っておきたい！

コンビニで揃う断糖高脂質食 BEST 5

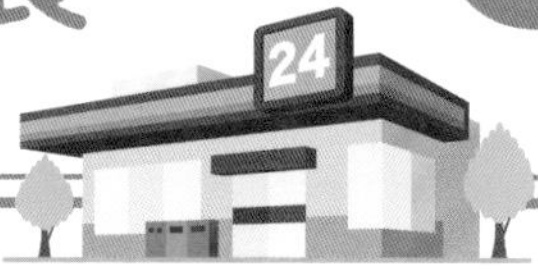

1位 国産さば水煮

原材料は、食塩と国産サバのみ。この極めてオーソドックスな缶詰は、味・値段・栄養と三拍子揃った断糖高脂質食の王者。ちなみにサバ缶でも味噌煮など味がついているものは添加物も含まれているので注意が必要だ。

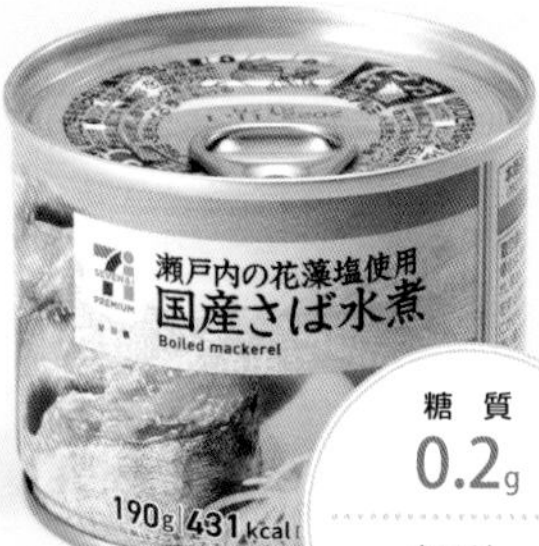

糖質 0.2g

カロリー 431kcal

2位 縞ほっけの塩焼

ロカボメニューに定評のあるローソンの人気商品。ふっくらと柔らかな身の食感が美味しく、ボリュームも満点。魚といってもレンジで50秒ほど温めるだけ。洗うのが面倒な魚焼きグリルも不要なので主婦層にも好評だ。

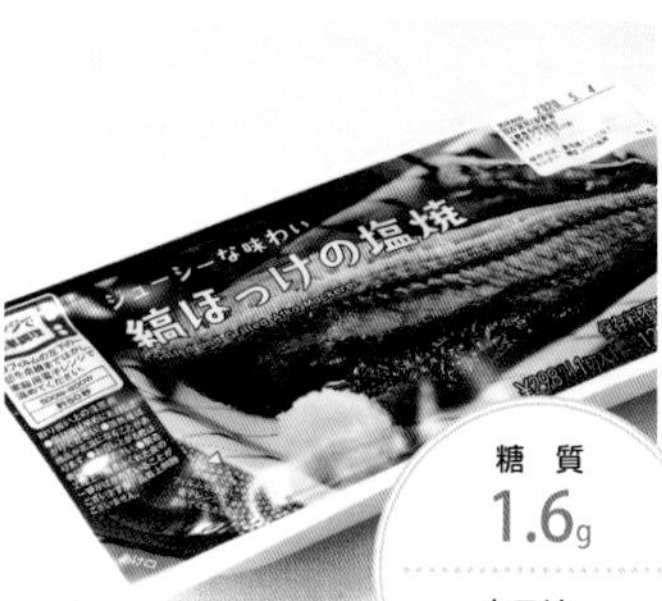

糖質 1.6g

カロリー 128kcal

3位 子持ちししゃも

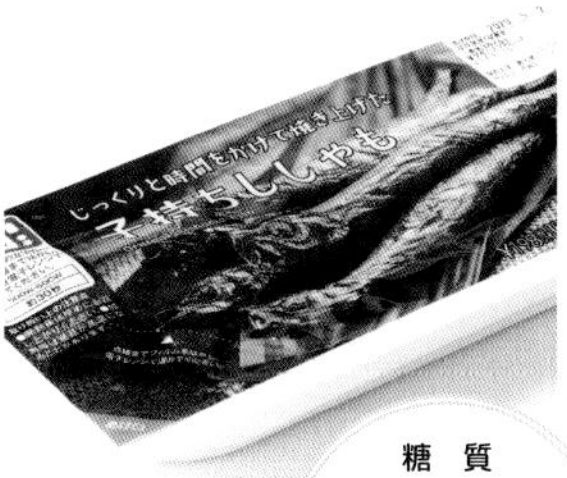

香ばしく直火で焼き上げた子持ちししゃも。コンビニ食品とは思えないほど、ふっくらとしている。調理時間はレンジで30秒と手軽さゆえに、酒のつまみにもうってつけ、ハイボールなど蒸留酒との相性も抜群。

糖質 1.3g
カロリー 150kcal

4位 雪印メグミルク 北海道100 カマンベールチーズ 切れてるタイプ 3個入

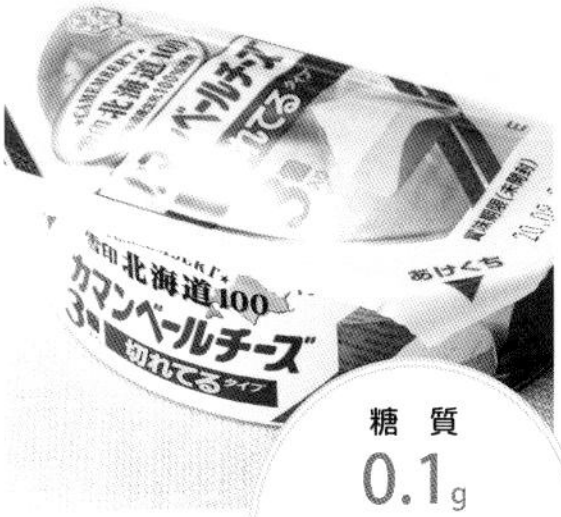

糖質 0.1g
カロリー 52kcal

北海道生乳を100%使用したカマンベールチーズの便利な食べきりサイズ。クセがないクリーミーな味わいだが、チーズの食べすぎは厳禁。カルシウム過多を避けるため、マグネシウムの摂取も心がけたいところ。

5位 味付き 半熟ゆでたまご

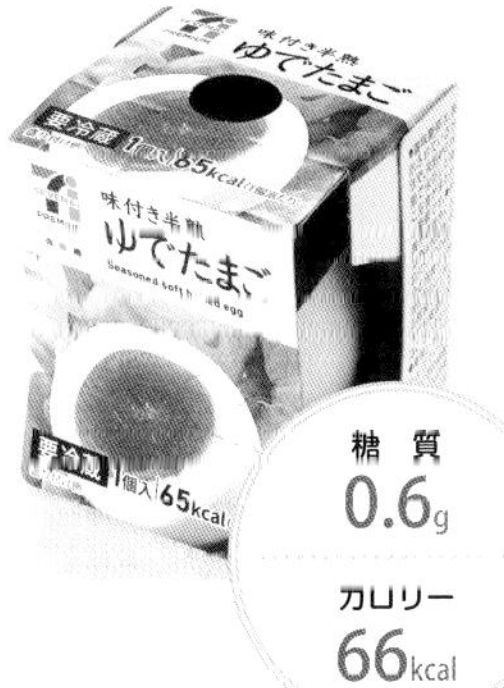

黄身はややかための半熟。うっすらと塩味がついているので、そのまま食べられる有能コンビニ食材だ。高タンパク&低糖質、ビタミンミネラルも豊富な卵は、小腹が減ったときにもコンビニで積極的に摂り入れたい。

糖質 0.6g
カロリー 66kcal

4人合わせて87kg減！
“金森式”スタッフ&フォロワーが語る
ダイエット体験記

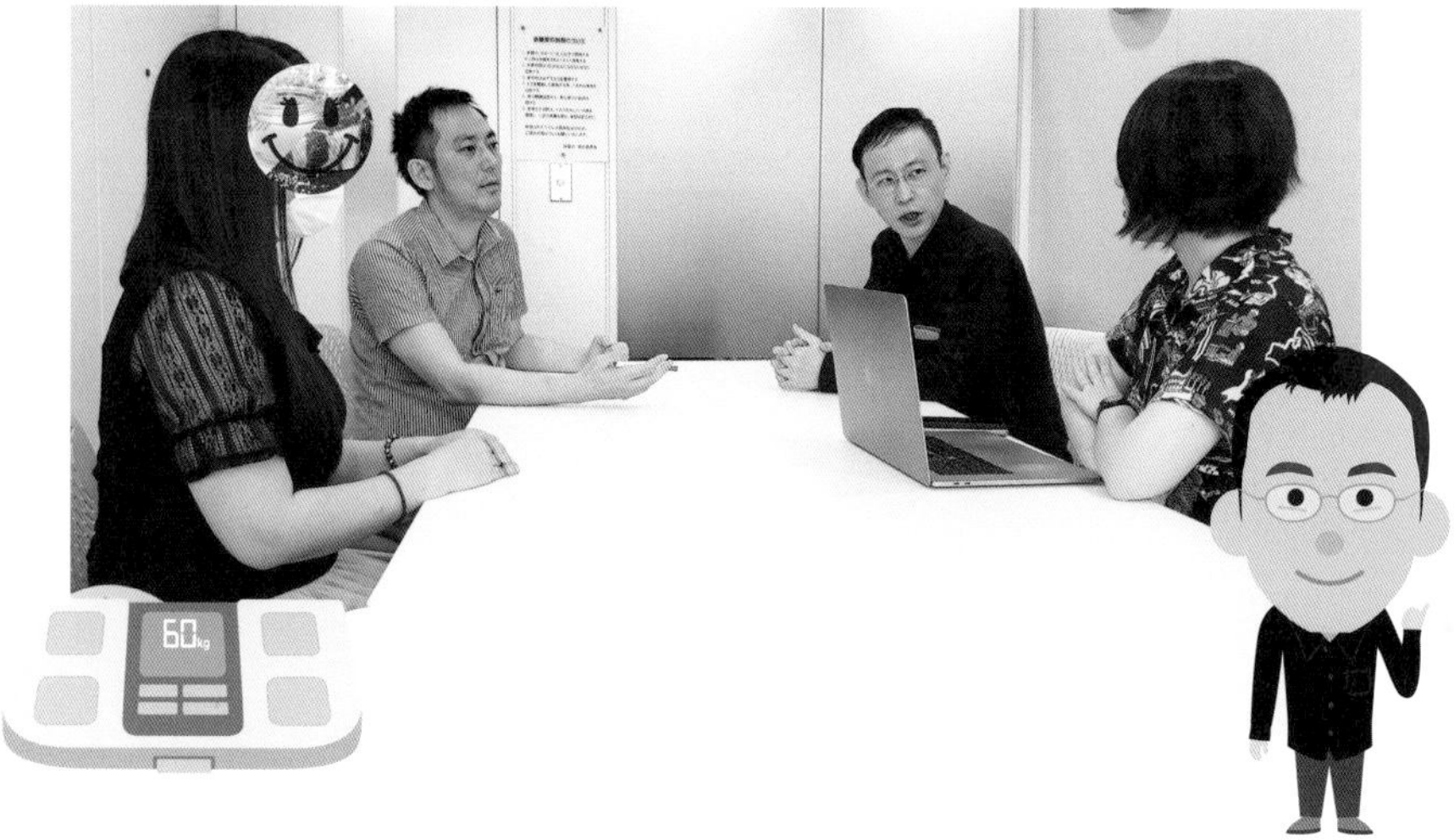

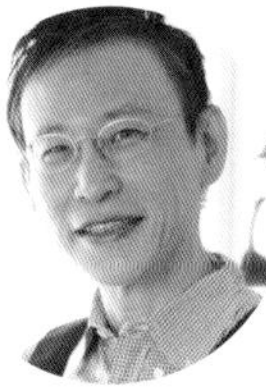

金森重樹

血糖値測定、インスリン制御などを経てたどり着いた「断糖高脂質食」で32kg以上減量した本書著者

90kg→58kg

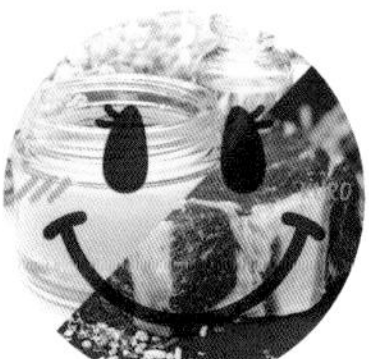

KURO

（@Mey52422052）

1年3か月で28kgの減量に成功した30代のWEBデザイナー。断糖高脂質レシピの考案でも活躍

91kg→63kg

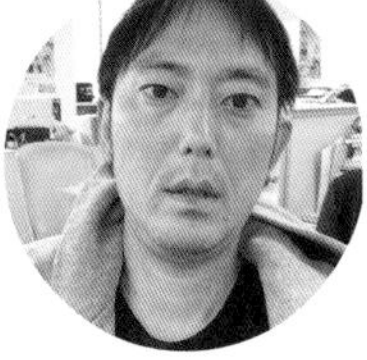

編集H

糖尿病の入り口に差し掛かったことをきっかけに、4か月で17kgの減量に成功。本書編集担当の40代

80kg→63kg

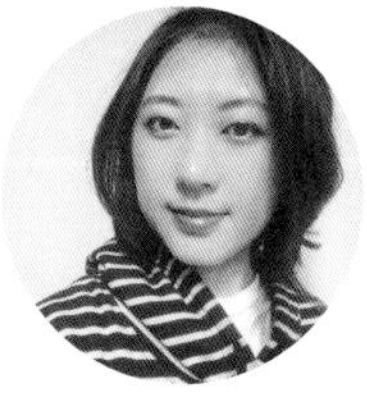

ライターN

好物はビールとラーメン。30代でみるみる加速した中年太りを、半年で10kg減させたアラフォー

60kg→50kg

編集H　ここまで断糖高脂質食の基礎理論、3つのステップ、レシピを紹介してきましたが、やはり気になるのは金森さん以外の実践者の生の声ではないかと思います。今もダイエットや体重維持を継続している僕たちスタッフと、レシピページでも取り上げさせてもらった名物フォロワーのKUROさんで、各人の体験を赤裸々に語り合おうかと。

金森　ちなみに皆さんは、どのくらい減量したのですか？

編集H　僕は4か月で17kg痩せました。開始2週間でまず7kg減、そこからも順調に落ちていき、最大80kgが、63kgまでいきました。ただ、あまりに頬がこけて不健康に見えると評判が悪く（笑）、現在は72kgまで戻してキープしています。

KURO　私は1年3か月で28kgです。

ライターN　私は半年で10kg。目標は20代のベスト体重まで、あと4kgほどです。

金森　なるほど。男性のHさんは比較的納得ですが、女性でもこれだけ結果が出ているのは嬉しいですね。

編集H　では、KUROさんが〝金森式〟を始めたきっかけから伺えますか？

KURO　高校卒業後からずっと肥満に悩まされていて、これまでの人生であらゆるダイエットを試しては挫折する……というのを繰り返してきました。テレビでよく紹介される〝これだけ食べれば痩せる〟ダイエットは、大体やりましたね（笑）。キャベツ、りんご、きゅうり、バナナ……でも、全然痩せられなかったんです。ただ、ダイエット情報にはいつもアンテナを張っていたので、ある時ツイッターで〝金森式〟に出会いました。糖質制限もよく目にするようになっていたので、いつも通り「とりあえずやってみよう」と始めたら、すぐに効果が出て驚きました。そこからメソッドに忠実に1年以上続けています。

編集H　30kg近く痩せたら、随分体が軽くなったと感じますよね？

BMIの計算方法

$$BMI = 体重(kg) \div 身長^2(m)$$

$$適正体重 = 身長^2(m) \times 20$$

BMIとは? ボディマス指数と呼ばれ、体重と身長から算出される肥満度を表す体格指数。成人の国際的な指標として用いられている

KURO とても軽くなりました。もともと91㎏あって、このままいくと100㎏の大台に乗ってしまうかも!? と心配していたのが嘘みたいです。

金森 身長が155㎝ということは、もともとBMIは38近くありましたか?

KURO そうです。それが今26まで下がってきたので、ようやく肥満を脱せそうです。

お肉を食べても痩せられる! "金森式"のとっつきやすさ

編集H "金森式"に惹かれた理由はどんなところでしたか?

KURO 食べること、特にお肉が大好きなので、「ダイエットなのにお肉を食べてよい!」というのは魅力的でした。

ライターN 同感です。その考えが甘いということも後々分かりましたが(笑)。具体的に

どんなメニューから始めましたか？
KURO　最初は、いわゆる糖質制限から。朝はゆで卵、昼は牛ステーキ、夜もお肉中心でおかずを好きなだけ食べて、ご飯、麺などを控えるという方法を試してみたら、最初の1週間で2〜3kg、二週間で5kgほど痩せました。いわゆる「水抜け期間」だと思うのですが、本当にスルスルと痩せられたんです。実は私の場合、ダイエットの先の目標として妊活がありました。〝金森式〟を始める前に、婦人科で多嚢胞性卵巣症候群（PCOS）という疾患があると診断されていたんですね。その疾患の原因のひとつが糖代謝異常だということで、もともと糖を受け付けない体質。断糖が体質改善に重要だということもわかったんです。
金森　は〜なるほど！　やはり、糖と炎症が絡んでいたんですね。
KURO　甘い物は大好きだったので断糖は辛かったですが、〝金森式〟をやっていくなかで代謝のメカニズムへの理解も深まって、糖代謝異常＝インスリン抵抗性でインスリンが効きにくくなった状態だとすごく腑に落ちました。PCOSと不妊と肥満、すべてが関連していたんです。
ライターN　体質改善と減量を同時に叶えているんですね！　減量は、順調でしたか？
KURO　1か月ほどで停滞期が来たのですが、リバウンドはしなかったのでモチベーションは下がらず、続けられました。サプリも取り入れたら、また弾みがついて。そこからはわりと順調に減量しています。
金森　ほとんどの女性に当てはまると思うのですが、これまでに単品ダイエットやカロリー制限をしていると、もう体内がボロボロになっているんですよ。KUROさんもインスリン抵抗性と過去のダイエットの影響があったようですね。体にもともと存在するビタミン、ミネラルなどの補酵素、補因子といわれる、わかりやすく言えばエネルギーを燃やす回路を回すためのものが枯渇してしまっている状態なんです。

過去のダイエット負債にはサプリをうまく活用すべし！

ライターN　何年も前のことであっても、関係なく枯渇してしまうのですか？

金森　そうです。だから、厄介。減量が停滞する理由として考えられるのは、エネルギーが燃える順番の中で、何かしらの阻害要因があるってことなんですよ。断糖すると、最初の段階でインスリンの腎尿細管によるナトリウム再吸収が抑制されて、ナトリウムが体から出る。ナトリウムの排出と併せて水分も体外に排出される。これが、「水抜け」です。

その後、本当に断糖していればグリコーゲンが枯渇して痩せるはずなのですが、ビタミン、ミネラルが不足していると、中間代謝物が停滞しているから痩せない。そこで、サプリを大量に用いて補うことで「燃焼のメカニズムをスムーズにしてあげよう」というのが僕の代謝を回す基本的な考え方なんです。減量のスピードや効果に男女差があるのも、原因はここにあると考えています。もちろん、女性ホルモンと脂肪蓄積の関係もあると思いますが、やはり女性はこれまでのダイエットの弊害が出やすいのは明らかです。

KURO　耳が痛いです（笑）。今は金森さんのオススメしているビタミン類、マグネシウム、オメガ3、ナイアシン、キレート鉄など一通り飲んでいますが、当初はサプリを摂っていなかったにもかかわらず、私はそんなにケトフルーはありませんでした。寝ているときに動悸がして少しびっくりしたことはありましたけど、それもすぐにおさまりましたね。

編集H　僕は、2日目くらいからダルさと気持ち悪さといったケトフルーがありましたね。我慢できないほどではなく、数日で慣れましたけど。

ライターN　私は結構ダルさというか、ぼーっとする感じが一週間ほど続きました。

金森　ケトフルーは個人差が大きいですね。

ライターN　私はまだ1・5食にまでは至っていないのですが、KUROさんは実践しているんですよね？　辛くはないですか？

KURO　生理前など体調によって2食のときもありますが、最近は量が食べられなくなってきているので、少なくとも3食食べなければ辛いという状態ではなくなりました。お昼か夜どっちかにタンパク質の固形物を食べて、それ以外に空腹を感じたらだいたい生クリームアイスティーを飲んでいます。

ライターN　さすが〝金森式〟の優等生！

金森　第2章でも解説していますが、2食から1・5食にして、カロリーが減ったから痩せるわけじゃないんです。同じ量の食事を規則正しく3食に分けて食べるのと、1回でドカ食いするのとどちらが痩せるか？　という論文では、圧倒的に1回のほうが痩せるという結果が出ているんですから。

ライターN　いわゆるダイエットの常識としては、逆ですよね？「モデルは1日5食、少量に分けてちょこちょこ食べるから痩せている」という話をよく聞きます。

金森　カロリーの問題ではないんです。そもそもモデルはすでに痩せているので、ダイエットが必要な人が参考にする話ではないでしょう。慢性的な肥満の人は、インスリン抵抗性ができているので、インスリンが一日中出っ放しになっているんです。そういう人は、インスリンを強制的に遮断する必要がある。だから、1・5食をおすすめするんです。

編集H　それこそ〝金森式〟はお金のかかるイメージがありますが、1・5食ならそこも気にならなくなりそうですね。

KURO　始めたばかりの頃、ルーティーンをつかむまではあれこれ無駄な出費もありましたが、慣れてくると食費はこれまでよりも

KUROさんの体重変化グラフ

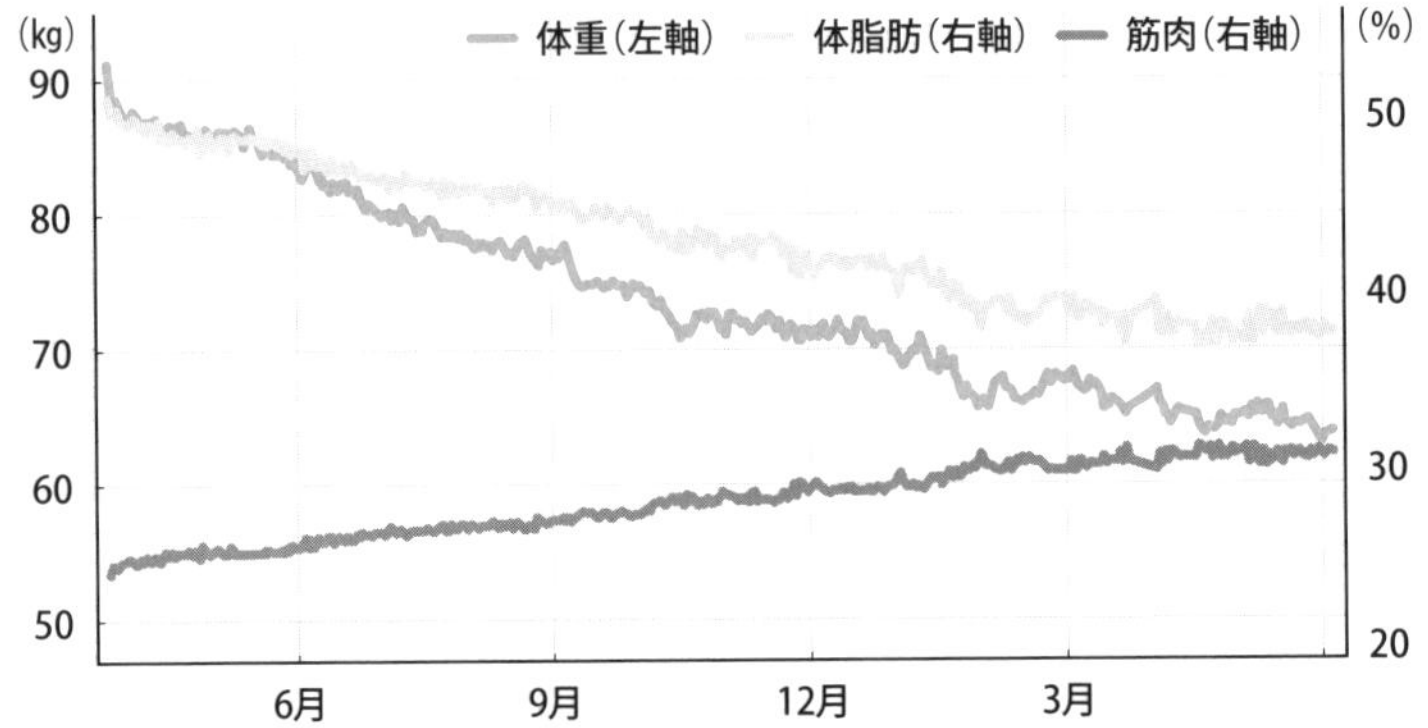

減りましたね。あと、PFCバランス（P＝タンパク質、F＝脂肪、C＝炭水化物）の摂取量をちゃんと計算するようになって、食事の内容に対する意識もグッと変わりました。

編集H　僕はそもそも人間ドックでメタボを指摘され、医師から「脂肪肝で糖尿病の入り口まで来ているから４kgは落としてください」と言われたことをきっかけに、やむなく糖質制限を始めました。普段仕事をしている『週刊ＳＰＡ！』でも糖質制限の特集を担当して、様々なメソッドを取材するなかで〝金森式〟を実践したら驚くほどすぐ痩せたので驚きました。

ライターN　私もHさんと一緒に特集を作って、断糖高脂質食を知りました。お酒とラーメンが大好きで、20代後半からの約10年で14kgも太っていたのですが、緩やかに太り続けたせいで恥ずかしながらあまり自覚がなかったんです。始めてすぐにストンと３kg痩せました。ダイエットをせず放置していたことで、逆に結果の出やすい体になっていたのは嬉しい誤算でした。

金森　個人差はあっても、まず内臓脂肪が燃えるので、お腹がポッコリ出たメタボ中年にこそ効果がありますからね。

編集H　金森さんが牛脂にハマっていくのを最初は正直訝《いぶか》しんでいたのですが（笑）、会うたびに痩せていく。４年ほど前でしょうか、ふるさと納税の仕事でご一緒していた頃とは別人のようになっていく様に、刺激を受けました。ダイエットは即効性がないと、モチベーションが続かないんですよね。

KURO　結果の出ないダイエットばかりしてきたので、すごくわかります。

ライターN　体重減というわかりやすい結果が嬉しいし、肥満が解消されると体調もいい。“金森式”はアップデートのスピードも速いので、次はどうしたらいいの？　と、意識し続ける姿勢が身につくのも新鮮でした。

金森　僕自身、この３年ほどずっと自分の体を通して模索し続けてきましたが、やればやるほど興味が湧いてくるんです。肥満だった頃は栄養のことなんて何ひとつ考えていなかったのに、意識を変えたらこんなにも痩せられたのですから。

編集H　それにしても、当初ダイエットが目的ではなかったにもかかわらず、圧倒的な探究心で減量メソッドを完成させましたね。

金森　タイトルにもあるように、現時点でもっとも「ガチ速」なものになったと自負しています。ここに至るまでに、当初は血糖値反応がキモだと考え、毎食後血糖値を測定していましたが、実践すればするほど糖質制限は幼稚な理論だと気づかされた。そこで、インスリン制限に切り替えました。

次にインスリンを極力出さない食事法やオメガバランスに注目し、添加物がいかに現代人の体内に悪影響を及ぼしているかを知ることになりました。今、一番研究しているのは金属毒とミトコンドリア活性なのですが、実はダイエットの前に研究していた長寿のメカニズムとここがつながっていたんです！　まだまだ研究しなければ。

編集H　メタボや糖尿病、歯周病という現代の日本の国民病と長寿の関係……。それはまた興味深いですね。

糖質制限と断糖高脂質食はメカニズムが違うまったくの別物！

ライターN　「糖質制限が幼稚な理論」というのは、改めてインパクトがあります。

金森　〝糖質制限の仲間〟だというイメージから「炭水化物を食べず、肉だけ食べていればよい」と思う人が多いのですが、そうではないんです。僕のメソッドは、「脂を食べなさい！」いうことですからね。糖質制限だけをやると「糖新生」として体内で糖を作り出して燃やそうとする際に、余分な脂肪以外に筋肉を溶かしてしまったりする。体内で糖を充足させようとするから、失敗するんです。

高脂質食は、糖質制限とは痩せていくメカニズムがまったく別物なんです。ただ、それではあまりにもわかりにくいので、「断糖」と言っています。本当は、「断糖」にも糖質制限で体の脂と筋肉を溶かして痩せていくパターンと、脂だけを燃やす「高脂質」というパターンと2種類あるわけです。「断糖」だけしていると、もちろん脂も落ちるけれど筋肉も落ちてしまう。これだと一見体重は落ちているけど、持続性は期待できないんです。いくら減量しても意味がないということを理解してもらいたいですね。

ライターN　糖質制限と〝金森式〟の違いを理解していないと、間違ったことをしてしまいそうです……。たとえばダイエットにありがちな中途半端に運動してしまうこととか。

金森　運動自体は否定していないですよ。ただ、体重がある程度まで落ちてからならいいけど、その前に運動するとどうしてもお腹が空くので食べないといけなくなります。あと、僕もそうでしたが、過体重のまま無理に運動すると、膝を痛めたり固太りになったり、結局効率が悪い。僕が「ガチ速」にこだわるのは、そこなんです。まず体重を落としきる。それも最速で。そこからは、運動して筋肉をつけてもよいんです。

KURO　私も気分転換のための散歩はしていますが、本格的な運動はしてません。そもそも運動が嫌いなので（笑）。

自宅でもできるよう工夫をこらしてレシピを開発

ライターN　KUROさんはフリーのデザイナーですから、在宅ワークが中心ですよね？

KURO　室内にこもりっぱなしです。だからこそ、食事の楽しみは重要だったんです。食べることが好きなので、おいしいものじゃないとダイエットは続かない……。断糖高脂質を完璧にクリアするのは簡単ではないですが、工夫次第でバリエーションは出せます。実は、夫が料理人なので、よくアドバイスをもらっています。

編集H　プロ仕込みだったとは！　第3章ではKUROさんのレシピも紹介していますが、特に「このレシピがあったから続けられた！」という推しレシピはありますか？

KURO　「ローストビーフ」は3～4週間連続で食べていた時期もあるくらい定番です！

ライターN　始めたばかりの頃は、脂身の多い牛ステーキばかり食べていたのですが、硬いお肉は飽きるのも早いんですよね……。

編集H　僕も一時期取り憑かれたように某格安ステーキ店に通っていましたが、「ただ肉を食べればいいわけじゃない！」ということをメカニズムとともに金森さんに指摘されて、すっかり足が遠のきましたね。

KURO　飽きるし、量も食べられないんですよね。その点、柔らかいローストビーフは食べやすく、夫も一緒に食べられるので回数が多いというのもあります。

編集H　それも重要ですね。毎日妻に僕だけ別メニューを用意してもらうのは気が引けるし、NG食材を言い過ぎて激怒されたこともあります（笑）。それ以来、家には豚バラ肉などを常備して、バターで焼くだけで済むようにしていたのですが、3章のレシピなら作ってもらえそうなので助かります！

効果を得るためには サプリメントを欠かさないこと

金森　料理が苦手な人はもちろん、オメガバランス的にもサバ缶アレンジはおすすめです。実はコロナ禍のステイホーム中、サバをたくさん食べる実験をしてみたんです。

すでに体重は57kg台、BMIは20まで落ちていましたが、さらにそこから1kg以上痩せました。計算してみると、やはり普段食べている和牛とオメガバランスを拮抗させるのにサバが最適だったんです。また、サバはビタミンDがとても豊富な点でも完璧な食材です。お肉だけよりも、最速のパフォーマンスを出すためにぜひ取り入れてほしいですね。

編集H　サバの力、すごいですね。しかし、KUROさんは本当にきれいに減量できていますね。

KURO　自分でもここまで痩せるとは、本当に驚いています。目標体重まであと12kg、引き続き頑張りたいです。

編集H　僕の場合、あまりにも簡単に痩せてやめ時が難しいと思ったことがあります。

金森　うーん。ただ、すぐに元の糖たっぷりな食事に戻すのは危険ですね。耐糖能が抑え込まれてやたら滅多なことではすい臓を使わない！　というスタンスの体になっているから、血管や内臓への負担が強烈なんです。糖への耐性は、お酒やタバコと同じだということを忘れないでください。

編集H　ヤバい……。もう一度見直します。

ライターN　お酒と言えば、私は大好きだったビールをやめてハイボールを飲むようにしたら、最初は順調だったのですが、現在やや停滞しています。KUROさんの例と同じく、やはりサプリが足りていないのでしょうか？

金森　サプリの効果の目安としては、下痢気味になるくらい摂るような〝メガビタミン〟にしないと意味がありません。下痢といってもキューッと差し込むような痛みではなく、スルスルと便が緩い状態が正常。便秘の人はビタミンC、マグネシウムと水分がまったく足りていない人も多いですね。お酒を飲む人はアルコールで利尿作用が働いていますから、水分はとても重要です。

断糖高脂質食のルーティーン。自分の勝ちパターンを見つけろ！

ライターN　知れば知るほど、減量と体質改善のメカニズムは面白いですね。

金森　実践するほど気づきがありますからね。今から考えると、僕も減量を走らせる前に、メガビタミン生活をして、充足させてから始めればもっと効果が出たと思うんです。残念ながら僕はもう今からそれを試すことはできないので、これから始める人にはぜひメガビタミンを、まず試してもらいたいですね。

編集H　最後に、金森さんが考えるダイエットの勝ちパターンってありますか？

金森　僕もそうですが、やはり減量がうまくいく人は、同じものを食べ続けて自分なりのルーティーンを確立しています。なぜなら、そうすることで、少しのことでも体内の変化や自分の行動の変化に敏感になっていけるからです。

KURO　確かに。私も自分に合ったルーティーンを見つけたことで、続けられています。

金森　いつもと何かが違うと感じたら、徹底的にそこを攻める。人類は長らく自然界とは異なる食生活を続けてしまった。逆に言えば、現代食では自然界と同じものを再現できないのです。だからこそ、できるだけ自然界に近づけられるよう、サプリなどを駆使して自分で見極めることが重要になります。都市でいかに狩猟を続けるか。僕も研究を続けますので、一緒に頑張りましょう！

第4章

お悩みを一発解決する Q&A集

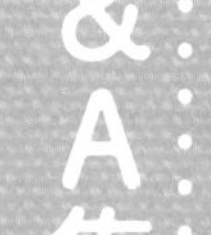

Question

断糖高脂質食を始めようと思います。食べていい食材、ダメな食材は？

断糖高脂質食で扱う主な食材は、肉と魚、卵、脂と極めてシンプルです。

基本的に加工品はすべてＮＧと思ってください。添加物や身体に害があるものを避けるためには、食材に極力手を加えずに、〝そのまま〟で食べるイメージを持つとわかりやすい。なるべく自身で調理することもおすすめしています。

・肉　牛肉または豚肉、馬肉、鹿肉、羊肉をメインに。鶏肉の脂はオメガ6が多く含まれていて炎症を起こしやすいため、控えましょう。ホルモン類もＯＫです。

・魚　特に鮭、サバ、マス、イワシなどオメガ３を豊富に含む魚はおすすめです。マグロ、マカジキ、メカジキは水銀汚染されている可能性もあるので積極的には摂りません。

３章のレシピではサバ缶を使ったものを紹介しているように、缶詰も有用です。ただし市販のツナ缶は漬け込んでいる油が、綿実油か大豆油などオメガ６を多く含むので、炎症原因となりがち。控えましょう。

・卵　完全栄養食として、活用したい食材です。安価なのも魅力。中でも魚油に含まれているＤＨＡ、ＥＰＡを強化した飼料で育てた鶏の卵、いわゆる「オメガ３強化卵」もよいですね。

・脂　牛脂、バター、ＭＣＴオイル、オリーブオイルはとてもよいです。逆にマーガリンなどのトランス脂肪酸は絶対にＮＧ、ごま油もオメガ６系が多く炎症作用があるので控えたいところ。

・乳製品　チーズと生クリームは食べて大丈夫です。チーズは、炎症性のある乳化剤が入っていないナチュラルチーズを選んでください。チーズを多く食べるとカルシウムとマグネシウムのバランスが崩れますので、多量のマグネシウム摂取が必要です。サプリメントで補充しましょう。

・野菜類やキノコ類　糖質がほぼ含まれないものならＯＫです。

果実もアボカドはＯＫ、葉物野菜は小松菜、大葉、パセリ、パクチーはＯＫです。キノコ類は、生しいたけ、ぶなしめじ、なめこ、舞茸、マッシュルームはＯＫ。エリンギ、えのき、干してあるきくらげや椎茸は糖質の量が多いのでＮＧです。

各食材の糖質量などは、以下のサイトでも調べることができます。
カロリーSlism　https://calorie.slism.jp/

100g当たりに含まれる糖質などの成分表

分類		食品名	糖質量	エネルギー	タンパク質	脂質	食物繊維	塩分
肉類	牛肉	牛ステーキ	0.4	334	16.5	27.9	0	0.1
		牛ひき肉	0.5	224	19.0	15.1	0	0.1
	豚	豚バラ肉	0.1	386	14.2	34.6	0	0.1
		豚ヒレ肉	0.2	115	22.8	1.9	0	0.1
		豚ロース肉	0.2	263	19.3	19.2	0	0.1
		豚ひき肉	0	221	18.6	15.1	0	0.1
	羊	ラムロース肉	0.2	388	21.8	31.4	0	0.1
魚・魚介類	魚	サバ	0.3	202	20.7	12.1	0	0.4
		鮭	0.1	133	22.3	4.1	0	0.2
		鯛	0.1	142	20.6	5.8	0	0.1
	魚介	あさり	0.4	30	6.0	0.3	0	2.2
		タイガーエビ	0.3	82	18.4	0.3	0	0.4
卵類		卵	0.3	151	12.3	10.3	0	0.4
脂		オリーブオイル	0	921	0	100.0	0	0
		バター（有塩）	0.2	745	0.6	81.0	0	1.9
		MCTオイル	0	900	0	100.0	0	0
乳製品	チーズ	カマンベール	0.9	310	19.1	24.7	0	2.0
	クリーム	生クリーム	3.1	433	2.0	45.0	0	0.1
野菜		小松菜	0.5	14	1.5	0.2	1.9	0
		大葉	0.2	37	3.9	0.1	7.3	0
		バジル	0	24	2.0	0.6	4.0	0
		パクチー	0.8	23	2.1	0.5	2.8	0.4
キノコ		しいたけ（生）	1.4	18	3.0	0.4	3.5	0
		しめじ（生）	1.1	14	2.1	0.3	3.3	0
		舞茸（生）	0	16	3.7	0.7	2.7	0
		マッシュルーム（生）	0.1	11	2.9	0.3	2.0	0

Question

調味料は何を使えばいいですか？

塩、魚醬（ナンプラー）、ビタミンCパウダーを使いましょう。

特に塩は、選び方にコツがあります。積極的に取り入れたいのは、**ミネラルが豊富に含まれている雪塩やぬちまーすなどの天然塩です**。

少し込み入った話になりますが、これらは海水から真水を抜くことで、海水成分を濃くする「逆浸透膜」という工程で作られています。さらに低温で製造するために熱で奪われるミネラルも少なくなります。

その含有量の多さから、ぬちまーすはギネス認定されるほど。逆にイメージ的には体によさそうな岩塩ですが、実はナトリウムが主成分で、マグネシウムはほとんど入っていません。

また、**精製された食塩、いわゆる食卓塩はおすすめしません。**加工される過程でミネラルが取り除かれていたり、あとから人工的にミネラルなどが付け加えられているためです。

塩といっても、製造方法や岩塩か海塩かという原料の違いによって、その種類は様々です。ミネラル豊富な塩は、体にとって重要なマグネシウムなどを効率よく摂れるので、**これを機に塩の見直しもしてみてください。**

「なかなか痩せない」と相談に来る人の中

OK	NG
塩（雪塩やぬちまーすを）	味噌
魚醤（ナンプラー）	醤油
ビタミンCパウダー	コショウ
	米酢
	ケチャップ
	マヨネーズ
	マスタード
	わさび
	スパイス・香辛料

で、まず疑われるのは、調味料による隠れ糖質です。

醤油やマヨネーズを使っていませんか？　コショウを肉にかけていませんか？　味噌汁を飲んでいませんか？

コショウは100g中に66gも糖質が含まれています。僕から言わせれば、**ステーキにコショウをかけるなんて、砂糖をかけて肉を食べているのと同じ**。これじゃ絶対に痩せません。わさびや唐辛子など香辛料にも注意が必要です。

調味料の隠れ糖質があったら、どんなに断糖食材をこだわって選んでも痩せません。また、第2章でもすでにお伝えしているように、ダシなどに含まれているグルタミン酸ナトリウムのMSGも、糖質はゼロとはいえ体内の炎症を引き起こしてしまうので、摂っている限り痩せません。

塵も積もれば山となる。「ちょっとくらいはいいだろう」という口々の小さな「チリツモ」を見直してみてください。

Question

お酒は飲んでよいですか？

断糖高脂質食ではお酒は飲んで大丈夫です（もちろん飲まないに越したことはありませんが）。

ただし、選び方にポイントがあるのでコツをつかむことが重要です。

ウィスキー、テキーラ、ジン、ラム、焼酎などの蒸留酒は飲んでも大丈夫。しかし、日本酒、ビール、ワインなどの醸造酒はNGです。また割り材に甘いシロップが入っているサワーはNG。

僕がお酒を飲むときには、食事をしたり、つまみを食べないようにしています。それは**満腹ホルモン「レプチン」が関係しています。**レプチンは、脂肪細胞によって作り出される飽食シグナルですが、お酒を飲みながら食べるとレプチンが抑制され、満腹中枢がうまく働かないため、食欲が出てしまう。必要以上に食べてしまうことになるからです。

いずれにしても、飲み過ぎは厳禁ですが、必ずしも度数が高いお酒だから二日酔いになるわけではありません。醸造酒の二日酔いは、アセトン、フーゼル油、タンニンなどの副産物、醸造の添加物が原因であることが多いと言われています。

お酒の糖質量については、下の表にまとめてみましたので、参考にしてください。

主なアルコールの糖質量（100g当たり）

種　類	糖質量
焼酎	0g
ウィスキー	0g
ブランデー	0g
テキーラ	0g
ジン	0.1g
ラム	0.1g
ビール	3.1g
日本酒	4.5g
梅酒	20.7g

Question

お肉や魚がメインの食事なので、お金がかかりそう。安く済ませる方法ってありますか？

断糖高脂質食といっても、毎日和牛ステーキを食べるのは現実的ではありませんね。そんなとき心強いのは、**サバ缶と卵、そして豚です**。

特にサバ缶なら1缶100円ぐらいから買えます。2回食べても1日200円です。僕は新型コロナの感染予防のために一時的に葉山に疎開していた時期には、買いだめしたサバ缶をバターで炒め、卵でとじたものをよく食べていました。

豚肉もオススメ食材で、安いから取り入れやすいですよね。第3章で、豚肉を使ったレシピを紹介しているのでぜひ参考にしていただきたいのですが、豚の飼料に穀物が使われていることが多く、**オメガ6過多にならないよう、同時にオメガ3が豊富な魚を摂ることも忘れずに**。

店頭で購入する以外にも、ネット通販を利用して安く抑えることもできます。ステーキ肉や牛脂を割安で購入しているフォロワーさんも多くいるようです。フォロワーさんが教えてくれた牛脂が買えるお店をＧｙｕ４．ｃｏｍで公開しているので、そちらもチェックしてみてください。

Question

断糖高脂質食を始めたら、便秘気味に……。どうすればいいですか？

断糖高脂質食を始めて便秘になった原因としては、だいたいの場合、**①脂が不足している②マグネシウムが不足している③ビタミンCが不足している**、この3つが考えられます。

汚い話で恐縮ですが、**もしも便が乾燥して固くなっているものならば、①の脂不足が疑われます**。その場合は、牛脂はもちろん、MCTオイルやオリーブオイルを多めに摂ってみてください。直接飲むのは難しいでしょうから、紅茶に混ぜたり、スープに入れてみるのがおすすめです。

しかし僕が一番深刻に考えているのは、②マグネシウム不足と③ビタミンC不足による便秘です。

まずは②について。ここまで何度か触れてきましたが、そもそも人間にはマグネシウムとカルシウムの黄金比があります。**通常ですと、マグネシウムとカルシウムのバランスは「1：1」になるのがベスト。**このバランスが崩れると、様々な不具合をもたらします。

特にカルシウムは、摂り過ぎると便秘になります。中でもチーズは要注意。6Pチーズは、カルシウム：マグネシウムのバランスが570：19にもなって、圧倒的なマグネシウム不足に陥ります。チーズを食べ過ぎると体内のカルシウムが増えてしまい、それに拮抗するためのマグネシウムが足りなくなって結果として便秘を引き起こしてしまうのです。

ちなみに体内で「片方が過剰だともう片方も拮抗させる」バランスを取る必要があるのは、カルシウムとマグネシウムだけではありません。脂におけるオメガ6とオメガ3のバランスなど、数多く存在している原理とも言えます。

マグネシウムはどうしても不足しがちなので、サプリでの摂取をおすすめします。その際に、**「1日何g摂ればいいですか?」という質問はナンセンス**。というのも、もしもカルシウムをたくさん摂ったなら、それに拮抗するだけの量のマグネシウムが必要ですし、その人が必要なマグネシウムの量は、それまでに摂取したカルシウムの量に応じて決まる相対的なものだからです。**一度、自分が1日で口にしたものを書き出して確認してみるのも手ですね**。

また、ビタミンC不足でも便秘は起こります。ビタミンCは、腸の蠕動運動を高め、腸内物を柔らかくし、すみやかに排泄する手助けをする役割があります。あえて大量に摂って、ビタミンCフラッシュの下剤として使っている人もいます。

しかし覚えておいてほしいのは、**ビタミンCは下剤として必要なわけではなく、断糖高脂質食には大量に必要だということです**。

少し専門的な話になりますが、脂肪を燃焼させてエネルギーとして利用するとき、体内では「カルニチン」が必要になります。そのカルニチンを合成するときの補酵素（酵素が体内でしっかりと働くためにサポートするもの）として、今度はビタミンCが必要となってきます。

簡単に言うと、**せっかく脂肪を燃焼させようとしてもビタミンCがないと脂肪をきちんと燃焼できないのです**。しかもビタミンCは、体内生成ができないのでサプリや食物で摂取する必要があります。

ダイエットを機に栄養について理解を深めるのは有意義なことです。「便秘」という現象を単なる体の不調に終わらせずに、「今、自分の身体に何が足りていないか」を考えるためのきっかけとして捉えると、よいかもしれませんね。

Question

断糖高脂質食に切り替えてから、足がよくつるようになりました。回避策はありますか？

結論から言えば、マグネシウムを意識して摂ることです。

足がつるのは筋肉痙攣の一種です。筋肉やその周りの筋や腱が許容範囲より伸びてしまうことで起きると考えられています。

この本で何度もカルシウムとマグネシウムのバランスについて言及していますが、マグネシウム不足を甘く見ないほうがいい。

次ページの図をみてください。これは、カルシウムとマグネシウムのバランス（比率）と、虚血性疾患によって亡くなる方が10万人当たりで年間何人いるか、相関を示したグラフです。

図で示したように、「30年前の日本」はCa／Mg比（カルシウム／マグネシウムの比率）がおおよそ1対1に近い数値でした。この当時、虚血性疾患で亡くなる人はほとんどいなかったことがうかがえますが、最近の日本はこの比率が2・16にまで上昇しています。

すると、年間死亡者は約100人近くまで増えています。ギリシャという例外はありますが、他の国を見ても**Ca／Mg比が高くなればなるほど、死者は増える傾向にあります。**こう聞くと、マグネシウムの大

カルシウムとマグネシウムのバランスが偏ると心疾患が起きる!

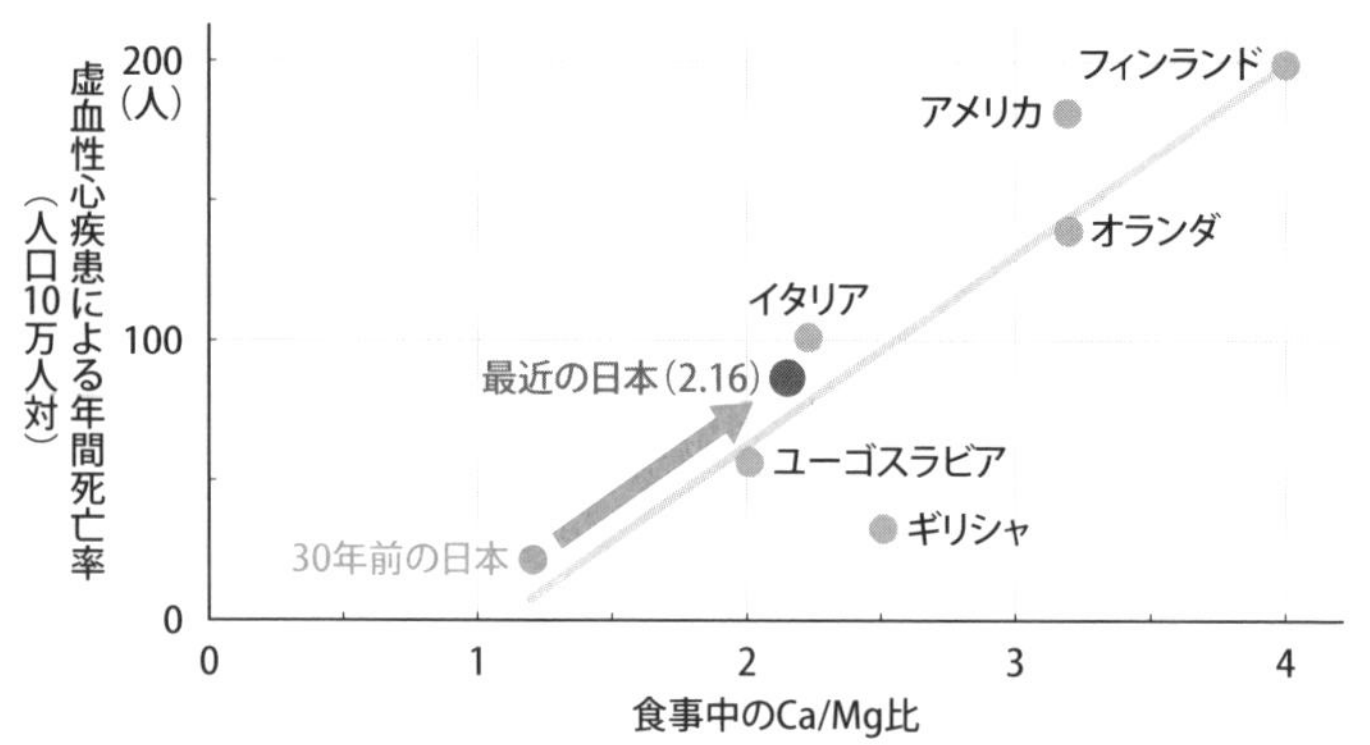

切さがわかるのではないでしょうか。

足がつる症状が出たときには、チーズを控えるなどしてカルシウムの摂取量を減らすか、マグネシウムのサプリを摂取することで改善するはずです。現代人は、とかくカルシウムを摂りがちです。チーズや牛乳につい手が出てしまう食生活になってしまうことは理解できますが、カルシウムとマグネシウムのバランスを崩してしまうと、表が示すように心疾患のリスクが高まるということを、覚えておいてください。

Question

牛脂はどこで手に入りますか?
いまいち入手方法がわかりません。

一口に牛脂と言ってもその種類は、実に様々です。

まずパッと思いつくのは、スーパーの精肉売り場にある無料の牛脂ですね。これは賞味期限も明記されていませんし、酸化が早いので肉を焼くときに使うなど、用途は限られます。なにより精製されて作られたものなので、避けましょう。

「牛脂入りのサイコロステーキでもいいですか?」という声もありますが、これはクズ肉を結着剤で形成して、牛脂や食品添加物などを注射した「インジェクション加工」を施しているのでおすすめしません。

まとまった量の牛脂を摂るには、**脂身のスイーツと呼ばれる「ピンクの牛脂」がおすすめです**。これは、僕が運営しているサイト「金森重樹の断糖高脂質食ダイエット」（https://gyu4.com）の「牛脂マップ」（https://gyu4.com/maps）に掲載されています。この「牛脂マップ」は、これまで実践してきた方たちによって作られたいわば「集合知」です。

精肉店にも、腎臓まわりケンネ脂や背脂、さらに乳カブ（牝牛のおっぱいの脂）など、いくつか種類があります。ケンネ脂は悪くないですが、味がいまいちだったりするので、店頭では「**背脂でピンク色の牛脂は、**

質のよい牛脂を手に入れよう！

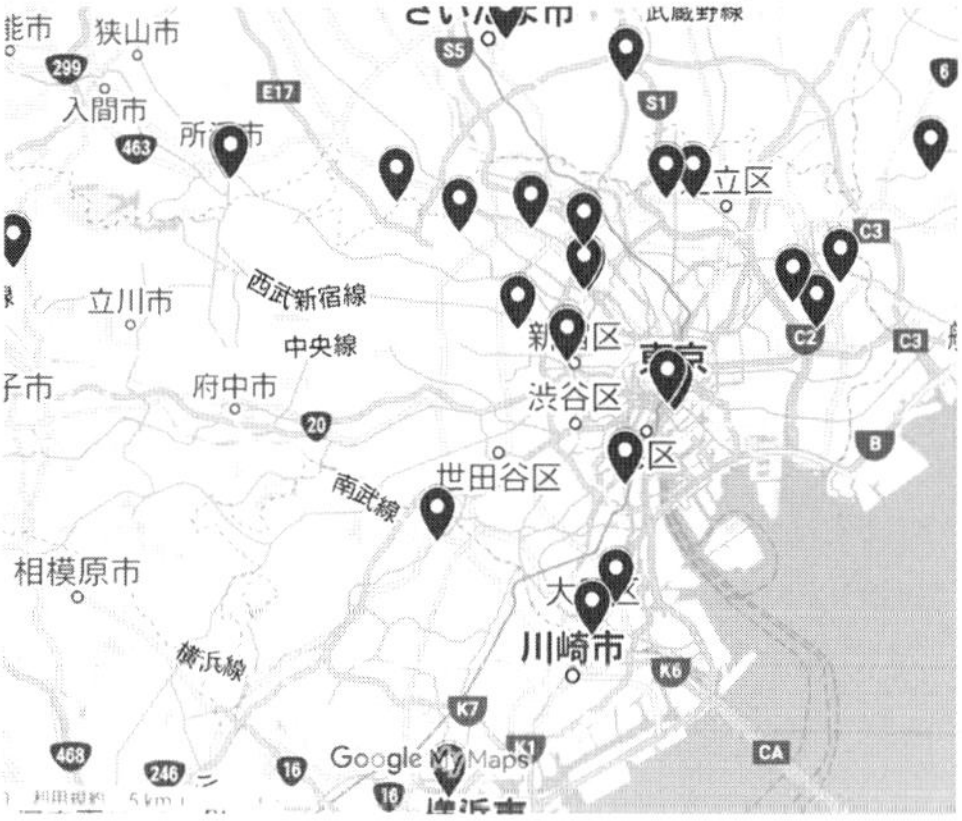

gyu4.comにある「ピンクの牛脂」マップ

ここでは、みなさんから寄せられた全国の牛脂情報を掲載しています。もしもまだここに載っていない牛脂取り扱い店舗がありましたら、①店名 ②住所 ③牛脂の写真 ④ピンクの牛脂の感想 ⑤ブランド牛なのか ⑥その他情報（あれば）⑦100gあたりの価格を書いて僕のツイッター（@ShigekiKanamori）にDMください

ありますか？」と聞いてみてください。見つかればラッキーです。

牛脂も肉と同じでピンキリです。「牛脂はまずい」と言う方は、一度おいしい牛脂を食べたらイメージが変わるはずです。

３章に牛脂を使ったレシピを掲載していますが、脂質を効率よく摂れるのでおすすめです。ぜひ、チャレンジしてみてください。

Question

仕事が終わるのが遅く、食事が寝る直前になってしまいます。夜遅い時間には、食べないほうがよいですよね？

断糖高脂質食では**3食規則正しく食べることや、食べるタイミングや時間に関して特に決まりはありません**。寝る直前に食べて体重の減りが悪い場合は、夜は食べない、軽くする、バターのみ食べる……自分にどの方法が合うか、実践しながら試してみるのもいいでしょう。

ちなみに1日3食規則正しく食べるよりも、1日1食、肉などのタンパク質をドカ食いしたほうがいいというのが論文の示す結論です。

もちろんそれ以外に何も口にしないというのではなく、**食事の間は、生クリームやMCT入りの紅茶や牛脂スープなど脂でつないで0・5食とします**。

というのも、肉などのタンパク質は糖質は含まれていませんが、実はインスリンは出ます。何年も肥満が続いている人は、インスリンが出ているにも関わらず、その働きが悪くなった状態、**いわゆる「インスリン抵抗性」ができ上がっていることが多い**。

つまり、気にするべきは糖質の量や血糖値よりも、インスリンが分泌されるかどうか。そのため、インスリンを出さない1日1回のドカ食いが、痩せるためには有効なんです。

間食やスナックについては、レシピページでも紹介しているので参考にしてみてください。

Question

目標体重まで目前です。目標を達成したら断糖高脂質食をやめていいですか？ そしていつまで続ければいいですか？

結論から言うと、**やめるのであれば、中途半端にやらないほうがよいでしょう。「高血糖の記憶」とか「レガシー」と呼ばれるのですが、一度、糖に侵された体は、たとえ断糖をして5年経っても10年経っても、その記憶が残っているんです。**そして再び糖を摂ると、糖が糖を呼んで糖質依存がぶり返す可能性があります。

そもそも「毒」には耐性があります。これは、お酒に例えるとわかりやすいかもしれません。最初はお酒に弱くてビール1杯でも酔っ払ってしまった人が、だんだんお酒をたくさん飲むことで強くなりますよね。お酒は身体にとって異物ですが、その異物を大量に摂取すると抵抗力がついてくるんです。タバコも同じです。吸い始めた頃は、1本でクラクラしたのに気づいたら本数が増えてきて1日1箱では足らない、というヘビースモーカーがたくさんいます。

お酒やタバコのように「**摂れば摂るほど耐性がつく**」のは、糖も同じです。断糖し、糖への中毒性を断ち切っている〝まっさらな状態〟の中で、再び糖を少しでも体内に入れると、血糖値が跳ね上がってしまうんです。だから断糖をして、**首尾よく痩せたからといって、再び糖を体に入れると猛烈なリバウンドが来るんです**。

前述した「高糖質の記憶」とは、**具体的には糖化によって派生したAGEs（終末糖化産物）です**。AGEsは糖がタンパク質と結びついてしまうことによる「糖化」によって起こる物質です。ホットケーキを焼くと出てくる茶色い焦げをイメージしてもらうとわかりやすいかもしれません。**AGEsは糖尿病だけでなくシミやシワ、がん、骨粗しょう症、アルツハイマー病を引き起こします**。

どんなに断糖をしてもAGEs、つまり高血糖の記憶は体にずっと残り続けます。

体内の焦げであるＡＧＥｓは長い間、体内にこびりついてなかなか取れません。まるで鍋についた焦げのようなものですね。

たとえ目標体重まで体重を落としても、そこで満足して再び糖質を摂取することで、再び糖化反応（グリケーション）が発生して、さらに新しいＡＧＥｓが作られるので、以前より体調が悪化して、最悪の場合、死に至ります。

痩せて、一見健康になったように見えても、体内では糖化反応が起こり、ＡＧＥｓが再び増えていたらまったく健康な状態ではありません。**極論ですが、体が悪いなら悪いままのほうがマシかもしれません。**ヘタに変動するほうが危ないと言ってもいいでしょう。なにも高血糖だけで失明はしません。高血糖と低血糖を繰り返すことで、脆くなった血管に圧力がかかり、細胞膜が膨らんだりしぼんだりして、失明に至るんです。変動することが最大のリスク。つまり、断糖高脂質を中途半端にやるのはおすすめしません。「高血糖の記憶」は長期間残るので、一生涯の食習慣の改善として断糖高脂質食を継続してみてください。

Question

妊活・妊娠中・授乳中の場合でも断糖高脂質食を実践しても大丈夫でしょうか？

妊娠中や授乳中の方は、担当医の方に食事内容を相談したうえで、開始してください。個人差はありますが、お肉や卵をしっかり食べることは体作りには必要です。牛脂やバター単品食べで気分が悪くなる、体調が優れない場合は量を調整してみるのも、ひとつです。

「宗田マタニティクリニック」の宗田哲男先生という方の著書もおすすめです（※1）。宗田先生は、妊婦さんや授乳中のお母さん、妊娠糖尿病の方にも、糖質の量を減らして脂質を摂る食生活をすすめているので、気になる方はチェックしてみてください。

Question

子どもも断糖高脂質食を食べてもいいですか？

断糖高脂質食は、子どもにも有用です。

もちろんこれは厳格な医師や栄養士の指導が必要なものですが、一部の小児てんかんの治療でもこの食事法は取り入れられています。脳がケトン体を糖質の代わりのエネルギー源に利用することで、てんかん症状を改善すると考えられているからです。

また**子どもの断糖高脂質食は、学習にプラスの効果を与えるとも言われます**。

北九州にある個人学習塾「三島塾」では、この本で提唱している断糖ではないにせよ、ご飯やパン、麺を食べさせず、お菓子やジュースも週にコップ1杯程度までに控えるように保護者たちに指導し、塾では肉、卵、チーズや青菜の補食をふるまっているそうです。

糖質を断つと血糖値の乱高下がなくなります。それによって眠気や集中力の低下を免れ、結果として子どもの学力アップにもつながることは、想像に難くありませんね。

実際にこの塾では「偏差値が10上がった」「小6で英検2級に合格」「11日間勉強しただけでTOEICが220点から470点にアップした」という成果があったそうですから、子どもの食事法を見直すことの効用には、目を見張るものがあります。

少し話は込み入りますが、そもそも、胎児や新生児は、エネルギー源に糖を必要としていません。胎児や新生児の熱源となるのは、ケトン体です。

ケトン体とは、「ヒトが糖質を摂取しなかったときに、脂肪を分解してエネルギーに変える際、血液中に放出される物質」のことです。つまりケトン体は、脂肪の代謝産物といえます。

糖尿病治療に詳しい宗田哲男医師は、ケトン体測定電極を使って生後4日目に行う先天性代謝異常の検査（ガスリー検査）の際に、新生児のケトン体を測定しました。

この際、新生児には基準値よりもはるか高値のケトン体の数値が認められたといいます。生まれて数か月後の検診時にも同様の検査をした結果、乳児のケトン体は高値だったそうです。また胎児に関しても、母体の絨毛や胎盤内でケトン体が作られ、脂質を栄養にして成長していると著書で述べられています。

つまりこれまでは「人間の熱源はブドウ糖だ」と言われていましたが、**ヒトは40万年前には糖ではなく、脂肪を熱源にして、ケトン体を体内で発生させていたのです。**

人間と栄養の話を調べていくと、離乳期の乳児についても興味深い論考がなされています。ここで紹介するのは、1920年代に行われたカナダ人のクララ・デイビスという小児科医が行った実験（※2）です。

クララ医師は自身が運営するアメリカの孤児院で、離乳期の乳児に野菜や肉、ミルクなど34品の食べ物から、好きなものを自由に選んで食べさせました。その結果、**離乳児がもっとも好んだ食べ物は、なんと脳と骨髄。**逆に不人気だったのは野菜だったといいます。

脳や骨髄には、脂肪酸やタンパク質やカルシウムなどの栄養が豊富に含まれています。そもそも、まだ物の食べ方もわからない乳幼児には、「脳が気持ち悪い」という先入観はありません。

つまりここで言えるのは、**人間が本能的に求めるのは、脂肪が豊富な動物の骨髄や脳だったということ**。これを「骨髄主食仮説」といいます。そして、この骨髄主食仮説の見地に立ったとき、離乳期におかゆを食べさせることは、自然の摂理に反しているると言えるはずです。この実験結果は、「我々の祖先が何を食べていたか」を示すものだと思います。最近、この骨髄主食仮説を裏付けるエビデンスがでてきてます。

これまでは骨髄主食〝仮説〟とみなされていたひとつの考え方が、にわかに真実味を帯びてきたのは'19年の10月のことでした。テルアビブ大学の考古学者、ルース・ブラスコ博士が見つけた証拠がきっかけです。ケセム洞窟には、今から40万年前、旧石器時代のヒトが鹿の骨髄を保存食代わりに消費していた痕跡が残されていました。要するに、骨と皮はまるで缶詰のような役割を果たし、栄養たっぷりの主食＝骨髄を食べていたということです。骨髄にはマグネシムや鉄分、ビタミンが大量に含まれており、それをヒトが欲するのは理に適っています。

さらに調べを進めると、霊長類研究者・島泰三氏の興味深い説にたどり着きました。島氏の著書『親指はなぜ太いのか』によると、**400万年前の人類の主食は、やはり骨だったというのです**。

人類は、大型獣が食べ残した骨を拾い集め、それらを石でかち割って、中の骨髄をすすって、骨を歯ですり潰して食べていた「ボーン・ハンター」だったことが、詳細なデータから述べられています。人類学的な側面からも「骨髄主食仮説」は、なかなか説得力があることが分かりますね。

※1　宗田哲男「ケトン体が人類を救う～糖質制限でなぜ健康になるのか～」（光文社新書）
※2　Clara M. Davis.RESULTS OF THE SELF-SELECTION OF DIETS BY YOUNG CHILDREN.Can Med Assoc J. 1939 Sep; 41(3): 257-261.

あとがき

本書は断糖高脂質食の入門書です。僕のツイッターでは代謝についてのアプローチだけでなく、人類学的なアプローチもしています。

ランゲルハンス島のβ細胞のインスリンとα細胞のグルカゴンの拮抗関係は血糖値反応を介さないでインスリンが直接グルカゴン抑制をしていることから、インスリン制御だけで最短最速痩せられるのか。それともグルカゴンについても食餌による介入が可能なのか。

地球の環境破壊でCO_2濃度が高くなった人新世《じんしんせい》に、ヒトが塊茎ではなく野菜を摂取することになった影響でミネラルがどれほど欠乏して、光合成でどれほど野菜の原種から糖度が高まり、どれほど人体に有害な影響を与えているのか。

ダイエットの勉強は直接いろいろなところに役立ちます。

例えば新型コロナウイルスに関して言えばマーヴィン・ハリスの『食と文化の謎』から、緯度と新型コロナウイルスの致死率、D3K2の関係、ビタミンCの有効性についてかなり早くから気付いてました。

Google Sholarで論文を検索したら、いろいろと分かることは多いです。ダイエット本を読むときには引用が沢山乗ってる本を選ぶこと。そして、引用はすべて論文を当たること。本文だけ読んだのでは全体の1割も身につきません。

まず論文をabstractの部分だけでも読む。それから作用機序について考えてみる。そうやって、最初は分からなかった因果関係が見えてくる。その中で、人類学的に見て100%おかしいだろうという結論については疑ってみる。そうやって考えていくことが最短最速の手法を見つけるために肝心です。

特に人類学の大切さについては強調しておきます。

人はもともと骨髄を主食としていました。それが骨を食べなくなったからマグネシウムが不足して便秘にもなるし、もろもろの疾患にかかる。疑似的に骨髄を食べていた時代と似通った栄養を摂ろうとするからサプリも必要になってくる。
ただし、厳密な旧石器時代の食事は都市生活を送るわれわれには無理です。だから、どこまでも研究しながら近づけていくしかない。

ヒトが日光に当たらなくなったことの影響はまだ完全には解明されていないけど一部は分かってきています。異常な都市生活を送りながら健康的な食生活を送ることは並大抵のことじゃないから、これからも僕らは健康と長寿のためにいろいろと勉強していく必要があります。

断糖高脂質をただの減量法と考えるのではなく、『一生の食事習慣の改善』として取り組んでいきたいものです。

金森重樹

運動ゼロ空腹ゼロでもみるみる痩せる

ガチ速"脂"ダイエット

発行日　2020年7月10日　初版第1刷発行
2021年3月20日　第9刷発行

著者　金森重樹

発行者　久保田榮一
発行所　株式会社 扶桑社
〒105-8070
東京都港区芝浦1-1-1　浜松町ビルディング
電話　03-6368-8875（編集）
03-6368-8891（郵便室）
www.fusosha.co.jp

DTP制作　株式会社 Office SASAI
印刷・製本　大日本印刷株式会社
デザイン　株式会社 斎藤デザイン
構成　アケミン、仲田舞衣、桜井カズキ
撮影　湯浅立志
スタイリング・調理　高橋　結
図版　ミューズグラフィックス
撮影協力　UTUWA
著者マネジメント　アップルシード・エージェンシー
編集　浜田盛太郎

ISBN978-4-594-08519-3